JN173968

栄養士・管理栄養士をめざす人の

調理・献立作成の基礎

坂本裕子・森美奈子 編

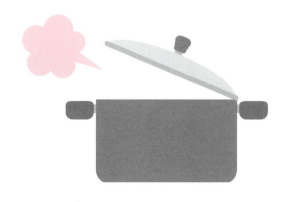

化学同人

はじめに

　栄養士・管理栄養士養成課程に入学された皆さんは，卒業後は，食を通じて人々の健康づくりに貢献したいという思いで入学されたことと思います．少子高齢化が進む日本において，栄養士・管理栄養士の役割はますます重要になっています．国家資格保持者として，人々の栄養管理を行う栄養士・管理栄養士が，知識や技術を駆使して生活習慣病に罹る人を減らし，健康寿命を伸ばすために活躍できる場は拡がってきています．

　日本人の食事摂取基準（2015年版）では，健康寿命の延伸のために健康の保持増進を図り，生活習慣病の一次予防を積極的に進めると同時に生活習慣病の重症化予防対策の方向性も盛り込まれました．的確な栄養アセスメントに基づいた栄養マネジメントを栄養士・管理栄養士が行い，個々人や集団の健康づくりを積極的に支援することで，人々のQOLの向上を図る必要があります．そのためには，栄養士・管理栄養士が活躍するさまざまな職域で，対象者の特性や抱える問題に合わせた，安全で美味しい食事提供や栄養指導を行うことが求められます．たとえば，給食施設の現場で，調理や献立に関する正しい知識や技術をもって的確な調理作業の指示や献立作成業務を行い，また，栄養教育をする際には，食事摂取基準や食事バランスガイドを使いこなし，栄養素だけで語るのではなく，食品や料理で具体的にわかりやすく伝えることも必要です．栄養士・管理栄養士が専門性を発揮するためには，調理や献立の知識に精通していることが不可欠です．

　栄養士・管理栄養士養成課程では，調理実習，応用栄養学実習，臨床栄養学実習，給食管理実習など，さまざまな調理系科目の実習があります．本書では，これらの科目を体系的に学ぶにあたって必要とされる調理と献立作成のための基礎知識をまとめました．

　まずは，調理や食品に関する基礎知識を学び，食品成分表を使いこなして正しく栄養価計算を行い，さらに，献立作成のための基礎知識，手順や評価を学び，大量調理につなげていく．このように，栄養士・管理栄養士を目指す皆さんが押さえておくべき調理・献立に関する知識を，基礎から順を追って理解が深められるように全体を構成し，執筆しました．

　本書を常に携帯して繰り返し基礎を復習し，関連科目で専門知識と技術を習得し，自信をもって活躍できる栄養士・管理栄養士になりましょう．

2016年12月

編者　坂本裕子・森美奈子

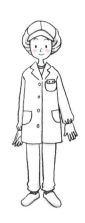

目　次

Ⅰ　調理や食品の基礎を学ぶ　*1*

I

調理や食品の基礎を学ぶ

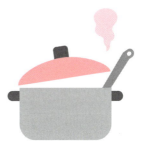

第1章

献立作りのために調理の基礎を学ぼう

この章で学ぶポイント

★ 調理とは，食品を安全で衛生的に整え，栄養効果や食品のもち味を生かして食べやすくし，人々の嗜好を満足させる操作のことである．

★ 調理の基本的操作，「切る」「計量」「調味」の基本，調理用語を学び，正しい調理操作ができるようになろう．また，調理に応じた正しい調理器具の選択ができるようになろう．

★ 「衛生的に」「安全で」「おいしく」食事を提供するために，調理実習のルールをしっかりと学んでいこう．

1．調理の意義と目的を知ろう

　私たちはさまざまな「調理」を行う．そのままでは食べられない，あるいは食べにくい食品を食べられるようにしているが，「調理」は何のために行うのだろうか．

　まず，調理の目的と意義を知っておこう．

⑴ 安全性を高める

　食品衛生の知識と技術を駆使して安全性を高めることは，調理の重要な要因である．安全でおいしい食事を提供するためには，調理によって有害な部分や不要な部分を取り除くだけではなく，食中毒を引き起こす細菌やウイルスを「付けない，増やさない，死滅させる」という食中毒予防のための三原則を必ず守る．また，調理によって保存性を高めることもできる．

⑵ 食品の機能を高める

　調理は，栄養成分の特性に応じて食品を食べやすく消化吸収をよくし，食品に含まれる栄養成分の効果を高める．健康で長生きするために，健康的な献立をおいしく調理して食べることは，人々の生活の質（QOL）を高めるためにも重要な要因である．

⑶ 食品のもち味を生かし，嗜好性を高める

　旬の食品を使い，食品のもち味を生かす調理方法で調理することは，おいしさの重要な要因である．調理方法に適した食品を選択し，食品の特性を活かした調理をすることで，おいしさはより引き立つ．

　またおいしさは，人間の五感（味覚，視覚，嗅覚，聴覚，触覚）による感覚でもたらされる．調理技術を駆使して五感に訴えかけ嗜好性を高めることは，おいしさの重要な要因である．美しい盛り付けや料理に適した食器を選択し，テーブルコーディネートを工夫することで，視覚面でのおいしさも追求したい．

2．調理の基礎を学ぼう

　ここでは，まず調理を始めるにあたって，最も基本的な「切る」「計量」「調味」「調理器具」「調理用語」について述べる．

2.1　切る

⑴ 目的

　調理に使用する食品を切る目的は，不可食部分を取り除く，食品を食

べやすくする，火を通しやすくする，煮物などの場合に断面積を大きく
し調味料が浸透しやすくする，みた目を美しくする（たとえば飾り切
り）などがあげられる．

(2) 切り方の基本

① 包丁のかまえ方ともち方

食品を切るときは，片手の握り拳一つ分（8 cm 前後）身体を調理台
から離す．右利きの場合は右ひじと，右肩を引き，右足を半歩後ろに引
いて斜めに立つ．足は肩幅くらい開き，背筋を伸ばす（図1.1）．

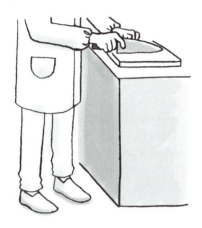

図1.1　包丁をもつ姿勢

包丁のもち方は，人差し指と親指で柄の付け根あたりを握り，手のひ
らで柄を包むようにもつ．包丁を安定させた状態でもちたいときは，人
差し指を伸ばして包丁の峰（刃の背中部分）にあててもよい（図1.2）．

左手は（左利きの場合は右手）指を曲げて材料を押さえる．人差し指
か中指の第一関節，もしくは第二関節が包丁の腹（刃の内側）に触れる
くらいにする（図1.3）．指を伸ばすと包丁も安定せず，また手を切り

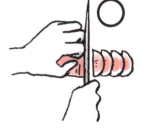

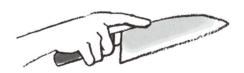

右利きの場合は，右手の人差し指と親指で柄の
付け根をしっかり握る（左利きの場合は逆）．

人差し指を伸ばして，包丁の峰にあてると，
安定する．

図1.2　包丁のもち方

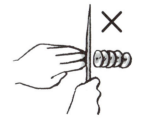

図1.3　指を曲げて材料
を押さえる

5

表1.1 食品の切り方

名称と切り方（図）	切り方	食品	用途
輪切り	切断面の丸い材料を小口に切る．用途により厚みを変える	だいこん，にんじん，れんこん，いも類	煮物
小口切り	細長い材料を端から薄切りにする	きゅうり　葉ねぎ	きゅうり（サラダ，あえ物）　葉ねぎ（汁物）
半月切り	円筒状の材料を縦半分に切り小口に切る	だいこん，にんじん　いも類，きゅうり	煮物
いちょう切り	円筒形の材料を縦4～8分割にして小口に切る	だいこん，にんじん　いも類，きゅうり	煮物，汁物
乱切り	材料を回しながら切る　包丁を入れる角度により大きさが異なる．形はそろわないが，大きさはそろえる	だいこん，にんじん，ごぼう，れんこん，きゅうり	煮物　あえ物
ささがき	鉛筆を削るように材料を回しながら切る．またはまな板の上で転がしながら切る	ごぼう，にんじん	きんぴら，かき揚げ
斜め切り	円筒形の材料を斜めに切る	ごぼう，長ねぎ，きゅうり	煮物，サラダ

名称と切り方（図）	切り方	食品	用途
拍子木切り	拍子木のように四角柱に切る 高さ1cm，長さ4〜5cm，1cm 幅に切る	だいこん，にんじん， じゃがいも	サラダ，炒め物
短冊切り	材料を高さ1cm，幅4〜5cm の短冊のように縦長の長方形に 切る	だいこん，にんじん こんにゃく	あえ物，汁物，酢の物
さいの目切り	1cm角の拍子木切りにし， 1cm幅の立方体に切る．さい ころのように切る	きゅうり，にんじん じゃがいも，豆腐	サラダ，汁物（豆腐）
あられ切り	さいの目よりさらに小さく（約 5mm角）立方体に切る．	だいこん，にんじん	汁物
色紙切り	1cm角の拍子木切りにして， 1cm幅の立方体に切り小口に 切る	だいこん，にんじん	汁物，煮物
せん切り	長さ5〜6cmで薄切りにし， 細く（1〜2mm）切る．より細 く切るときはかつらむき（表 1.2参照）にしてから切る	だいこん，にんじん， キャベツ	サラダ，あえ物

名称と切り方（図）	切り方	食品	用途
千六本（せんろっぽん） 	長さ 5〜6 cm，太さはマッチ棒状に切る	だいこん，にんじん	サラダ，あえ物（なますなど）
みじん切り 	線切りした材料をさらに小口に切る（1〜2 mm くらい）．たまねぎの場合は縦半分に切り，切り目を入れ，繊維を断ち切るように切る．3 mm くらいに切ったものは荒みじん切り	たまねぎ，にんにく	炒め物
くし形切り 	球形の材料を縦半分に切り，中心に向かって均等に放射状に切る	たまねぎ，トマト，レモン	たまねぎ（スープ）トマト（サラダ）レモン（飾り）
そぎ切り 	材料に対して包丁を寝かして入れ，そぐように切る 角度により大きく見せることができる	鶏肉，魚，しいたけ，白菜	煮物，焼き物
針しょうが 	根しょうがをせん切りにして水にさらす	しょうが	酢の物，煮物の天盛り

新調理研究会編，『これからの調理学実習：基本手法から各国料理・行事食まで』，オーム社（2014），関西調理研究会編，『新調理実習　第 2 版』，化学同人（1989），高橋敦子ほか編，『調理学実習：基礎から応用　第 6 版』，女子栄養大学出版部（2013）を参考に作成．

表1.2　飾り切り

名称と切り方（図）	切り方	食材	用途
かつらむき 	4〜5 cm 長さの円柱の材料を帯状にむく．材料の側面に包丁をあて外側から上下に動かしながら薄くむく	だいこん，にんじん，きゅうり	刺身のけん
面取り 	野菜の煮物の煮くずれを防ぐために角を取り形を整える	だいこん，にんじん，かぼちゃ	煮物
隠し包丁 	火の通りをよくしたり，調味料の浸透をよくするために盛り付けて裏面になる方に切り込みを入れる	だいこん	煮物
白髪切り 	長さ4 cm くらいに切り，たてに切り込みを入れる．外側のみをごく細いせん切りにする	長ねぎ，うど，だいこん	天盛り
切り違い 	円筒形に切って縦中央に包丁を刺し通す．包丁を刺したまま上下から斜めに切り込みを入れる	きゅうり，うど	飾り
よりうど 	うどを5〜6 cm 幅でかつらむきにし，斜めに0.5〜1 cm 幅に切り水にとる（らせん状になる）	うど，にんじん	刺身のつま

9

名称と切り方（図）	切り方	食品	用途
手綱切り	1 cm 厚みくらいに切り中央に切り目を入れ，端を中に入れくぐらせ両端を引っ張る	こんにゃく	煮物
蛇腹切り	材料の両端を切り落とし，半分の深さまで細かく斜めに切り込みを入れ，反対側も同様に切る．塩でしんなりさせ適当な大きさに切る	きゅうり	あえ物
ねじ梅	梅で型抜きした材料に，花弁の境目から中心に向かって切り込みを入れる．花弁の表面を斜めに切り取ると立体感が出る	にんじん	煮物
花れんこん	れんこんの皮をむき，穴と穴の間に切り込みを入れて丸みに沿ってむく	れんこん	煮物，酢の物
松葉切り 折れ松葉	松の葉のように切る切り方．ゆずの皮を長方形に切り 1 本，または 2 本切り目を入れる	ゆず（皮）	吸い物
菊花切り	材料に切り離さない程度に深く切り込みを縦，横に入れる	だいこん，かぶら	酢の物
六方むき	上下を切り落とした材料の側面を 6 面になるようにむく	さといも	煮物

新調理研究会編，『これからの調理学実習：基本手法から各国料理・行事食まで』，オーム社（2014），関西調理研究会編，『新調理実習　第 2 版』，化学同人（1989）を参考に作成.

表1.3 刺身の切り方

名称と形状	切り方
引きづくり	おろした身に包丁を刃元から入れ，手前に引きながら切る
平づくり	おろした身にさくの右側から垂直に，右から包丁を入れる
そぎづくり	おろした身に対し包丁を斜めに寝かして，そぐように切る
角づくり	おろした身を四角に切ったもの．かつおやまぐろなど，身が軟らかく厚いものに用いる
糸づくり（細づくり）	おろした身を細長く切る．いかや身の締まった白身魚に用いる

参考：辻　勲，『日本料理：イラスト・調理方法・手順付き』〈専門料理全書〉，辻学園調理技術専門学校（1998）.

やすくなり危険である．切るものの厚みや大きさによって指を動かし，切る間隔をとる．

② 切り方

食品の切り方を**表1.1**，飾り切りを**表1.2**，刺身の切り方を**表1.3**に示す.

(3) 包丁の基礎

① 包丁の種類と用途

和包丁には菜切り，薄刃，出刃，刺身包丁などがあり，材料や調理法によって使い分ける．**牛刀**（ぎゅうとう）は，これのみで肉，魚，野菜などさまざまな食品に使用できる．包丁の種類と用途を**表1.4**に示す.

② 包丁の構造

和包丁，洋包丁は包丁の構造に違いがあり，刃の付き方により両刃，

表1.4　包丁の種類と用途

名称		形状	刃先	刃渡り（cm）	用途
和包丁	菜切り		両刃	18〜24	薄刃より刃幅が広く薄い 野菜を刻む
	薄刃		片刃	18〜24	片刃で薄刃 野菜，いも，などの皮をむく．かつらむき，根菜などやや硬い野菜を切る，薄く削るなどに使う．刃の中心より先で刻む，中心より根元でむく
	出刃		片刃	12〜24	厚みがあり重い 魚をおろす，硬い骨を切る
	たこ引き（刺身）		片刃	21〜35	刃渡りが長く，刃先が角ばっている 刺身，皮引きに使用．関東の刺身包丁
	刺身（柳刃）		片刃	21〜35	刃渡りが長く，刃先がとがっている 刺身，はもの骨切りに使用．関西の刺身包丁
洋包丁	牛刀		両刃	15〜30	肉，魚，野菜などに使え，用途が広い
	ペティナイフ		両刃	10〜12	牛刀の小型 果物，いも，野菜の皮むき，面取り，飾り切り
	三徳（万能）		両刃	17〜18	日本の菜切り包丁と西洋の牛刀を組み合わせ，両方の特性をもつ 肉，魚，野菜を切る
中華包丁	菜刀		両刃	21〜23	幅が広く，厚みがある．肉，魚，野菜を切る

片刃に分けられ，研ぎ方も異なる．薄刃，出刃，刺身包丁はおもに片刃で，和包丁の菜切り，洋包丁の牛刀，ペティナイフはおもに両刃である（図1.4）．

③ 包丁の部位と用途

包丁は切るだけでなく，部位により筋切りや叩くなど，さまざまな用途に使うことができる（図1.5）．

刃先：肉の筋切り，魚の腹わた（内臓）をかき出す．

腹：しょうが，にんにく，ねぎなどの香りを出すため，叩きつぶす．

峰：ねぎなど香りを出すために叩く．ごぼうの皮をこそげる（ごぼうの皮の部分の香りが強いので，むかずにこそげるようにする）．

わけぎなどのぬめりを取るため，しごき取る．

刃元：じゃがいもの芽を取る．

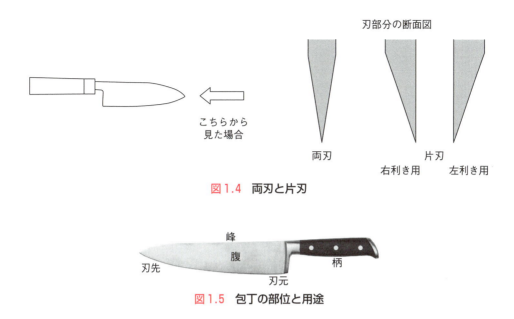

刃部分の断面図

両刃

片刃
右利き用　　左利き用

こちらから
見た場合

図1.4　両刃と片刃

峰
腹
刃先
刃元
柄

図1.5　包丁の部位と用途

④ 包丁の選び方

包丁は材料や目的によって使い分けるが，刃渡り（刃の長さ）は 18 〜21 cm くらいが使いやすい．刃にゆがみがなく，付け根がしっかりしていて握りやすいものを選ぶ．

包丁の材質には鋼，ステンレス，合金鋼（モリブデン）などがある．鋼はステンレスに比べると切れ味はよいが，水気が少しでも残るとさびやすい．ステンレスは鋼に比べて研ぎにくい．ステンレスの包丁でもぬれたままにすると，さびが出ることがあるので使った後は水気をふいておく．一般家庭や給食施設では牛刀，ペティナイフなどが多く使われる．

⑤ 包丁の手入れ

包丁の切れ味は，料理の仕上がりを左右する．包丁は使い続けると刃が丸くなり切れ味が悪くなるので，砥石で研ぐ作業が必要である．

【砥石の種類】

砥石は包丁を研ぐために使われるが，種類はおもに「荒砥石」，「中砥石」，「仕上げ砥石」の３種類がある．家庭では中砥石があれば，十分対応することができる．

荒砥石：表面のさびをとる．欠けた包丁を研ぐ．

中砥石：よく切れるようにする．

仕上げ砥石：最後の仕上げをするとき．

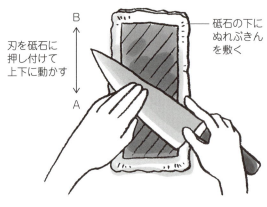

図1.6　包丁の研ぎ方

【包丁の研ぎ方】（図1.6）

1. 砥石はたっぷりの水に浸して，小さな泡が出なくなるまで（だいたい 10〜20 分間）十分に水を含ませる．砥石の下にぬれぶきんを敷いて，砥石が動かないように安定させる．

2. 砥石に刃を押し付けるようにして，上下に動かす．
   ・A（手前）から B（奥）　力を入れる．
   ・B（奥）から A（手前）　力を抜く．

3. 刃の裏側も同様に研ぐ．

4. 片刃は，表 90 回，裏側 2〜3 回の割合で研ぐ．両刃は，表 50 回，裏側 50 回の割合で研ぐ．

5. 研ぎ終わったら，クレンザーなどで包丁を磨いて洗っておく．

【ふだんの手入れ】

　毎日の調理が終わった後は，クレンザーと食器用洗剤で汚れを洗い落とす．柄も忘れずに洗う．洗剤を洗い流し，乾いたふきんで水分をふき取り，乾燥させる．水分が残っているとさびる原因になるので注意する．

2.2　計　量

　調理に均一性，再現性をもたせるために重量の測定には計量 秤 を用いる．また容量で量る場合，計量スプーンや計量カップが用いられる．

(1) 計量用器具

　① 秤

　一般的に家庭では上皿自動秤か電子秤（図1.7）を使用する．

　大量調理においては台秤（10 kg，30 kg まで計量可能）も使用する．

　計量するときは，水平な台に置き，針を 0 の目盛に合わせて計る．

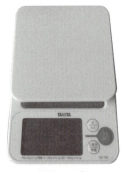

図1.7　秤

② 計量スプーン

大さじ 1 は 15 mL，小さじ 1 は 5 mL の分量である．粉末状のものは軽く山状にすくい取った後，へらなどで平らにすり切る．1/2 や 1/3 などを計量する際はすり切った後，へらなどで 1/2 のところに線を引いて，1/2 量を取り除く（図1.8）．大さじ 1/2 は小さじ 1 と 1/2 の分量である．

液体状のものを計るときは，目と水平な位置からみて，液面がスプーンより盛り上がったところまで入れる．

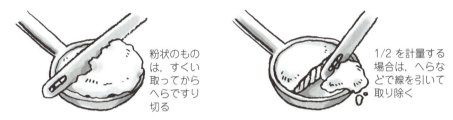

粉状のものは，すくい取ってからへらですり切る

1/2 を計量する場合は，へらなどで線を引いて取り除く

図1.8　計量スプーンの使い方

③ 計量カップ

1 カップの容量は 200 mL である．粉末状のものはすくい取ってからへらですり切る．

液体状のものを計量するときは，水平な位置からみて，カップの上面より盛り上がったところまで入れる．

(2) 計量スプーンや計量カップの容量と重さ

「計量スプーン」「計量カップ」の分量は，スプーンやカップに入る容量であり，重さを示すものではない．「グラム」と表現された材料をスプーンやカップで量る場合は，材料の種類によってグラム数が異なることに注意する．

2.3　調味の基本

調味料を加える順序を「さしすせそ」の順と表現されることがあるが，これは砂糖，塩，酢，しょう油，みそのことである．分子量が大きい砂糖は分子量の小さい塩と比べ浸透が遅いため，先に添加する．酢，しょう油，みそは香りが大切な調味料なので，後で加えるようにする．この順序は，加熱時間がかかる根菜などを煮るときに使用するとよい．青菜など比較的加熱時間がかからないものを煮る場合は，調味料を最初に加えて煮る．

Plus One Point

「さしすせそ」の「せ」
昔の仮名遣いで，しょう油は正油と書いたため「せ」の語呂合わせとなった．

2.4　調理器具

　調理器具は作業効率や経済性，調理のでき上がりに大きく影響を及ぼすものである．材質などが異なるため，用途に応じてよりよいものを選択し使用する（**表1.5**）．

表1.5　調理器具

名称	
まな板 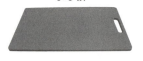	木製，合成樹脂，プラスチック製がある 木製は表面に傷が付きやすい．使用後乾燥し，消毒する プラスチック製には抗菌，防カビ加工されているものもある 衛生面を考慮し，肉・魚用と野菜用というように食品別に使い分ける
キッチンばさみ（料理ばさみ）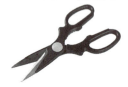	（唐辛子など）包丁では切りにくい食品を切る
皮むき器（ピーラー）	野菜の皮をむく，薄切りをする 刃の横の突起はじゃがいもの芽を取るときに使用する
すり鉢（あたり鉢）と すりこ木（あたり棒）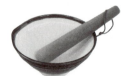	すり鉢（あたり鉢）：ものをすったりつぶしたりするときに使う（ごまあえ，白あえなど） 使い終わりは筋目の部分をよく洗い，乾燥させる すりこ木（あたり棒）：すり鉢でものをすったり，突いたりするときに用いる木製の棒．さんしょうの木でつくられたものが丈夫である
ミキサー 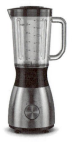	刃を高速で回転させ食品を粉砕，攪拌，混合する ジュース，ピューレ，スープなどを作るときに使う

名称	
ハンドミキサー（泡立て器） 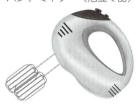	食品を混合，攪拌する．菓子を作るときのバターの攪拌や卵の泡立てに用いる 回転速度を調整することができる
フードプロセッサー 	切る，砕く，攪拌する．替え刃があり，目的によって使い分ける
裏ごし器 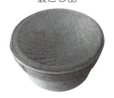	曲げ物に網を張ったもの．一般には金網を張るが，馬毛，絹糸を張ったものもある 網の上に，網目に斜めになるように材料を置き，木しゃもじなどで裏ごしし，均一 な状態にする いもなどでん粉を裏ごすときには，いもが熱いうちに行う（冷めると粘りが出る）
泡立て器 	ドレッシングやケーキなどの材料の泡立て，混合，攪拌に使う 柄と針金の部分がしっかりと固定されたものがよい
ボール 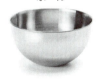	ステンレス，アルミニウム，ガラス，陶器などがある．用途に応じて使い分ける
バット 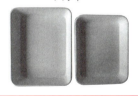	ステンレス，プラスチック，ほうろう，アルミニウムなどがあり，大きさ，深さな ど，さまざまな種類がある

2.5　知っておきたい調理用語

　献立などでは，さまざまな調理用語が用いられる．そこで用いられる基本的な用語を示す（**表1.6**）.

表1.6　知っておきたい調理用語

調理用語	意味
あえ衣	あえ物を作る際，材料を混ぜあわせる，あわせ調味料
アク抜き	材料の不味成分などを除去すること，水で洗う，さらす，ゆでるなどの方法が用いられる
あしらい	器に盛り付けた料理を引き立てるために添えるもの，季節感や彩りをよくする役割がある
油抜き	油を使った加工品などを調理する際，熱湯をかけたりゆでたりして表面の油を取り除くこと．表面の油が除かれ油臭さが抜け，味がしみ込みやすくなる.
あらい	刺身の作り方の一種．さく取りした魚を氷水で洗う，身が締まり，歯ごたえがよくなる.
あら熱を取る	加熱調理した食品の熱を取るために，冷ますこと
板ずり	材料に塩を振り，まな板の上で転がすこと．きゅうりなどのいぼを取り，色をよくし，塩味を浸透させる.
炒め煮	材料を油で炒めてから煮ること．炒めてから煮ることにより，コクが出る．煮くずれを防ぐこともできる
色止め	食品の切り口が空気に触れて，食品中の酵素により褐変するのを防ぐこと．塩や酢などを用いて酵素の働きを止める
落とし蓋	煮物をする際，鍋よりも小さい蓋を材料にのせて使う．少ない煮汁でも対流させることができる．木製，紙製の蓋が使われる
隠し包丁	火の通りをよくし調味料の浸透をよくするために行う．盛り付けて裏になる部分に切り込みを入れること
酒炒り	魚介類や肉などの臭みを取るために，鍋に材料と少量の酒を入れて，汁けがなくなるまで炒り付ける
霜降り	熱湯にさっと通し表面だけを加熱し冷水にとる．生臭みが取れ，身が引き締まる
酢洗い	酢の物やあえ物の材料を，酢やあわせ酢にさっと通してから用いること．水っぽくならず，生臭みが抑えられ，あわせ酢となじみやすくなる
酢締め	塩をした魚の皮をひいて酢に漬けて身を締める．たとえば，しめさばなど
立て塩	海水程度の塩水．魚介類を下ごしらえする際に用いる．下味を付ける，生臭みを取るなどの役割がある
天盛り	酢物やあえ物，煮物などの料理に，季節の香りのものを上に盛り付ける．この料理はまだ誰も手を付けていないということを表し，もてなしの意味がある．白髪ねぎ，針しょうが，のりなどがある
煮えばな	汁物や煮物などの汁が沸騰し始めるときのこと．みそ汁などは，風味や香りを残すためにこの状態で火を止める
煮切る	酒やみりんなどのアルコールのにおいを残さないために，鍋に入れてアルコールを飛ばして使用する．酢の物やあえ物など，加熱しない料理に用いる
びっくり水（差し水）	麺をゆでる際，外側と内側の加熱を調整するために，沸騰後に加える冷水
湯せん	直接材料に熱をあてず，熱湯を入れた鍋の中で，ひと回り大きい別のボールや鍋に材料を入れて間接的に加熱する．加熱によりすぐ固まるものや焦げやすいものの加熱に使用する
ゆでこぼす	材料をゆで，そのゆで汁をいったん捨てること．アクや苦味，ぬめりなどを取り除くために行う
湯引き	材料を熱湯に通し，すぐに冷水にとる
湯むき	材料を熱湯にさっと通し，皮をむくこと．おもにトマトで用いる

3．調理実習を始めるにあたって知っておこう

　栄養士・管理栄養士養成課程では，調理学実習や給食管理実習，臨床栄養学実習など，調理作業を行う多くの実習がある．

　「衛生的に」，「安全で」，「おいしく」食事を提供するためには，ひとりひとりが守らなければいけないルールがある．とくに実習室では，火，高温の水や油，刃物など危険なものを多く取り扱う．ほんの少しの油断や，自分勝手な行動が大きな事故につながることもある．

　また，調理器具は学生全員が使うものなので大切に扱う．誰もが気持ちよく安全に実習を行うために，実習が始まる前に決められたルールをよく読んで確認する習慣を身に付けておこう．

　また，栄養士・管理栄養士は将来，職場で良好なコミュニケーションを取りながらチームワークよく，リーダーシップを発揮していく必要がある．調理実習は，その練習の場でもあるので，明るく，前向きな気持ちで実習に取り組み，職業実践力の高い栄養士・管理栄養士を目指していこう．

3.1　心がまえ

(1) 集合時刻は余裕をもって

　実習では，気持ちに余裕をもつためにも，始業時間より前に余裕をもって，実習着を着用した状態で着席しよう．また，実習に必要なもち物は，授業前に必ず点検をしておく．当番業務にあたっている場合は，決められた集合時刻に遅れないように集合する．

(2) 明るく元気な挨拶から

　挨拶はコミュニケーションの基本である．まず，明るくはっきりした声で挨拶をしよう．周囲の人と気持ちよくコミュニケーションを取りながら，実習に取り組む．

(3) テキストやプリントを読み，段取りを考えておく

　実習前に，その日の調理作業工程の段取りを考えておく．**表1.7**に作業工程例を示す．授業時間内に調理作業を終えるためには，でき上がり時間から逆算して，各献立の作業工程ごとの調理時間を予測し，作業分担を考える必要がある．実習前に班員と話し合い，確認をしてから実習に取り組もう．

　また，実習中に自分の作業が終わったら，周囲をよくみて，遅れている作業を手伝い，お互いに助け合いながら，でき上がり時間に間に合うように作業を進める．

表1.7　実習作業工程例

献立名：ご飯，豚汁，ぶりの照り焼，だし巻き卵，ほうれん草のごまあえ

タイムスケジュール			8：45　9：00　9：30　10：00　10：30　11：00　11：30　12：00　12：30		
献立名	担当者	材料	作業工程		
ご飯		米	米の計量／洗米　浸水　点火　盛り付け		
豚汁		豚肉	豚肉を切る　盛り付け		
		だいこん	だいこんを洗浄→切る		
		にんじん	にんじんを洗浄→切る		
		ごぼう	ごぼうを洗浄→切る		
		だし汁	だし汁を取る　みそを計量　材料を煮る　みそを溶き入れ盛り付け		
ぶりの照り焼		ぶり	調味料を計量　下味を付ける　焼く　盛り付け		
		はじかみ生姜			
だし巻き卵		卵	調味料を計量　卵を溶き，焼く　盛り付け		
		だいこん	だいこんをおろす		
ほうれん草のごまあえ		ほうれん草	ほうれん草を洗浄　調味料を計量　ゆでる　あえる　盛り付け		
		ごま	ごまをする		

（※ 材料分配・実習説明が左側に，教員の点検を受ける・試食・評価・後片付け・点検を受けるが右側に配置）

(4) 適温適時供食を目指す

　喫食者においしく食事を食べていただくための大切なポイントが，**適温適時供食**である．

　各献立のでき上がり時間をそろえられるように，実習中も時計をみながら段取りよく作業を進め，適温適時供食を目指す．実習は練習する絶好の機会である．

(5) 身だしなみを整えて衛生チェックは入念に

　安全で衛生的に食事を提供することは，栄養士・管理栄養士にとって最も重要な事項である．実習ではいつも衛生のルールを守り，実習前にまずは自分で衛生面についてチェックしておく（**表1.8**）．その後，さらに班員同士で確認し合う習慣を身に付けよう．洗濯された清潔な実習着を正しく身に付け，髪の毛はきちんと帽子の中に入れ，異物混入の原因になるアクセサリーは外しておく．

　素肌が多くみえたり，実習着から大きくはみ出す服装は，不衛生であるだけではなく，高温の油や水を扱うことを考えると危険なことが起こりやすい．ルールを守って，身だしなみを整えて実習に望む（**図1.9**）．

👆 覚えておこう

適温適時供食

喫食者には，温かい料理は温かく，冷たい料理は冷たいままで，適切な時間帯に提供すること．

表1.8　実習前のチェック項目

チェック項目	ここがポイント！
作業しやすい服装か？	実習着はきちんとボタンを留めて着用し，実習着の下の服装は肌を露出した服装や燃えやすい素材のものは避ける．また，服がはみ出さないようにする
服装は清潔か？	洗濯はこまめに行う
専用の履物を履いているか？	各実習室で決められた履物を履く
帽子は正しく着けているか？	髪の毛がはみ出していないか，実習前に鏡でチェックする
爪は短く切っているか？	マニキュア，付け爪は禁止．爪は白い部分を残さないように，きちんと短く切りそろえる
手指に傷はないか？	手指もしくは体の表面に傷がある場合は，必ず実習前に担当教員に申し出る．実習中は必ず手袋を付け，食品に触れない作業を担当する
時計やアクセサリーを身に付けていないか？	時計，指輪，ペンダント，イヤリング，ピアスなど，実習時にはすべてのアクセサリーをはずす
体調はよいか？	下痢，嘔吐，腹痛，発熱，風邪など体調が悪い場合は，実習前に担当教員に申し出る
手洗いは決められた方法でできているか？	手洗いは，食中毒予防の観点から最も基本的で重要である．調理作業が始まる前には，必ず決められた方法で手洗いを行う（図1.9）

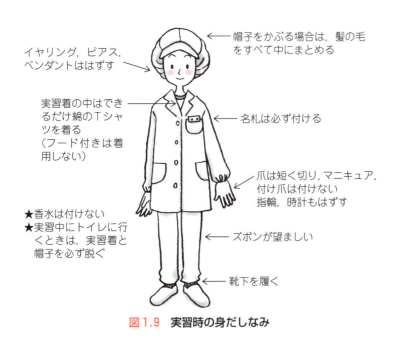

イヤリング，ピアス，ペンダントははずす

帽子をかぶる場合は，髪の毛をすべて中にまとめる

実習着の中はできるだけ綿のTシャツを着る（フード付きは着用しない）

名札は必ず付ける

爪は短く切り，マニキュア，付け爪は付けない
指輪，時計もはずす

★香水は付けない
★実習中にトイレに行くときは，実習着と帽子を必ず脱ぐ

ズボンが望ましい

靴下を履く

図1.9　実習時の身だしなみ

(6) 必要なもち物の点検

　それぞれ実習に指定されたもち物以外は，実習室にもち込まないようにする．携帯電話やカメラを写真撮影のために使用する場合は，担当教員の許可を得ておく．実習に必要な服装を忘れた場合は，必ず忘れた旨を担当教員に申し出て，指示に従う．

3.2　実習中には

(1) 手洗いをこまめに行う

　調理する際には何度も手洗いをするのが原則である．身支度を整えた後，調理開始直前に入念に手洗いもする．調理中も以下のようなときは，必ず手洗いをする（**図1.10**）．

・肉，卵，魚などの生物（なまもの）に触れたとき

・盛り付け作業にかかる前

・ゴミなど，食品以外のものに触れたとき

(2) メモをしっかり取る

　少しの手違いで，料理のでき上がりが大きく違うことがある．また，やり直す時間がない場合もある．同じことを何度も聞き直さなくてもい

覚えておこう

実習着を借りた場合
クリーニングまたは洗濯とアイロンがけをして，次の実習までに返却しよう．

手洗い手順（石けん液）

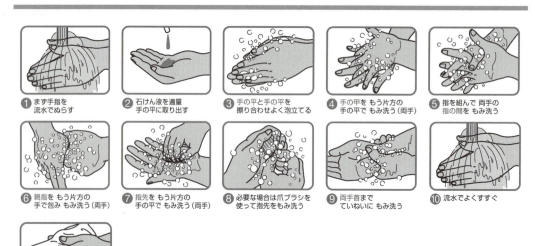

① まず手指を流水でぬらす
② 石けん液を適量手の平に取り出す
③ 手の平と手の平を擦り合わせよく泡立てる
④ 手の甲をもう片方の手の平でもみ洗う（両手）
⑤ 指を組んで両手の指の間をもみ洗う
⑥ 親指をもう片方の手で包みもみ洗う（両手）
⑦ 指先をもう片方の手の平でもみ洗う（両手）
⑧ 必要な場合は爪ブラシを使って指先をもみ洗う
⑨ 両手首までていねいにもみ洗う
⑩ 流水でよくすすぐ
⑪ ペーパータオルでよく水気を拭き取る

図1.10　手洗い手順

サラヤ（株）HP，http://family.saraya.com/tearai/images/tearai-tsume.pdf

いように，担当教員の説明をしっかりと聞き，重要なポイントは必ずメモに取っておく．

(3) トイレに行く場合は

実習中にトイレに行くときは，担当教員の許可を得た上で実習着，帽子を脱いでから行く．トイレから戻った際には，身支度を調えた後，必ず丁寧に手洗いをしてから調理を始める．

(4) 声がけをする

熱い鍋や包丁をもったまま人の後ろを通るときは，必ず大きな声で声がけをしよう．「熱いもの通ります」「包丁通ります」など，周囲の人に何をしているのかがわかるように，大きな声で声がけをするようにする．包丁をもって移動する場合は，包丁を自分の身体に沿わせて，人と距離をとって移動する．

(5) 実習中は常に真剣な態度で

実習中のおしゃべり，悪ふざけは大きな事故につながる．また，実習室内を走ったり，急に体の向きを変えたりするのも非常に危険である．常に緊張感と集中力をもって，周囲に気を配り，実習に取り組む．

(6) 勝手な自己判断をしない

実習中にわからないことが出てきたときは，必ずそのつど，担当教員に確認して作業を進める．勝手に自分で判断することは，失敗の原因になる．

(7) 作業は丁寧かつ迅速に

時間内に作業を終えることばかりを考えていると，でき上がりが雑になりやすい．心の込もったおいしい料理を提供するためには，丁寧にかつ手早く調理作業を行い，時間内に提供することが重要である．最初は無理でも，実習を重ねるうちに身に付いてくる．

そのためには，班員同士でコミュニケーションをよく取り，協力しながら作業を進めよう．自分の作業が終わったら，周囲をよくみてお互いに助け合いながらできる作業に積極的に取り組む．

(8) 火傷や怪我，体調不良などの場合には

実習前に手に傷がある場合や実習中の怪我や火傷は，必ず速やかに担当教員に申し出る．小さな傷でも食中毒の原因になる．

また，下痢や腹痛などの症状があり感染症の疑いがある場合には，必ず実習前に担当教員に相談をする．

(9) 実習台の上は常に整理整頓を心がける

作業中は，常に実習台の上を片付けながら実習を進める．調理作業の合間をぬって洗い物を片付け，実習台の上は清潔な台ふきんで拭き，常

に衛生的な状態に保つ．

　また，汚染された食品と生物を近付けないようにし，まな板や包丁は
きちんと使い分けて衛生的に作業を進める．包丁や熱いものは，実習台
の隅に置いて落下を防ぐようにする．コンロ周りにプリントや燃えやす
いものを置くのは大変危険である．実習台の上は常に整理整頓を心がけ
ておく．

⑽　でき上がり時には

　必ず担当教員に声をかけて指示を受け，きちんと配膳ができているか
を確認する．

3.3　実習の後には

⑴　試食時には，考察をしっかりと行いながら試食をする．

　試食時には，班員同士で反省点や気付いたことなど，実習を振り返り
評価・考察し，情報を共有しながら試食する．

⑵　清掃について

　清掃は各実習室のルールに従って行い，清掃後は必ず担当教員の許可
を得てから退室する．清掃作業も評価の対象となる．使用前よりも綺麗
にする心がまえで，次に使う人が気持ちよく使えるように清掃は入念に
行う．

⑶　食品，料理のもち帰りについて

　食べ残した料理や使い残した食品は，勝手にもち帰ったりせずに，必
ず担当教員の指示に従って処理をする．

第2章

バランスのよい献立を作るために食品を知ろう

この章で学ぶポイント

★献立作成に必要な食品の種類とそれぞれの機能，食品の組み合わせ方について知ろう.

★食品成分表の見方を身に付け，どのような情報が得られるのか学んでおこう.

★食品成分表を使って，栄養価計算をしてみよう.

1. 献立に使う食品を知ろう

　エネルギーや栄養素を考えたバランスのよい献立を立てたい．また，季節や対象者，さまざまな状況に応じた献立を立てたい．そのためにはさまざまな食品を使い調理することになる．どのような食品を選び，どのくらいの量を使い，どのような食品を組み合わせたらよいのだろうか．

　まずは献立作りに欠かせない食品について知ろう．

1.1　食品の機能

　食品には私たちの体を成長，維持し，健康を増進させる三つの機能がある．

　第一次機能：エネルギー，たんぱく質，脂質，炭水化物，ビタミン，ミネラルなど，必要な栄養素を補給して生命を維持する栄養機能．

　第二次機能：色，味，香り，歯ごたえ，舌触りなど，食べたときにおいしさを感じる嗜好・食感機能．

　第三次機能：生体防御や体調リズムの調節，老化制御，疾患の防止，疾病の回復調節など，生体を調節する健康性機能・生体調節機能．

　第三次機能の健康性機能は人間の健康の維持と増進のための機能である．食品表示法〔2015 年（平成 27）4 月 1 日施行〕に基づく食品表示基準で，機能性を表示できる保健機能食品には，国の審査が必要な「特定保健用食品（トクホ）」，国の規格基準に適合した「栄養機能食品」および「機能性表示食品」がある．

1.2　生鮮食品と加工食品

　生鮮食品とは，農産・畜産・水産物と米類で，おもに一品で売られていて，水洗いや冷凍のみされている．**加工食品**は生鮮食品以外のもので，製造または加工された飲食料品である．

　食品売り場での例をあげると，

　生鮮食品：単品の野菜を単に切断したもの（カット野菜），まぐろ単品の刺身など．

　加工食品：複数の野菜を切断した上で混ぜ合わせたもの（サラダミックス，炒め物ミックス）．複数の種類の刺身を盛り合わせたもの，合びき肉，複数の部位の食肉を切断した上で調味液につけて一つのパックに包装したものなど．

覚えておこう
生鮮食品と加工食品
2015 年（平成 27）4 月に食品表示法が施行され，生鮮食品と加工食品の定義が JAS 法により統一された．

1.3　食品群の種類と特徴

　食品群とは食品中に含まれる栄養素の似ているものを集めてグループに分けたもので，食品群をうまく組み合わせることにより，栄養バランスを整えることができる．

　おもな食品群に，３色食品群，６つの基礎食品，四つの食品群がある．

　３色食品群：食品を栄養素の働きから３色（赤，黄，緑）に群分けしたもの．食知識の少ない人にもわかりやすく，保育園から小学校，食堂などで広く使われている．

　６つの基礎食品：栄養バランスが取れるように食品を六つに分類したもので，厚生省保健医療局（現厚生労働省）から栄養教育の教材として示された．

　四つの食品群：戦後，日本人が不足しやすい栄養素を補うことを目的に，牛乳と卵を第１群におき，四つの群に分類した．

２．食品成分表を使ってみよう

　栄養のバランスが取れた食生活を送るためには，まず私たちが食べている食品にどのような栄養素が含まれているのか，知る必要がある．一つの食品には，１種類の栄養素だけが含まれているわけではない．さまざまな栄養素が含まれていて，その割合（含有割合）は食品ごとに異なり，それぞれの特徴がある．

　それらの特徴を知る手がかりとなる食品成分表を，上手に使いこなしていくために，どのような情報が，どのようなルールで書かれているのか，確認してみよう．

2.1　食品の重量

　まず，栄養価計算をしたい献立について，それぞれの食品の重量を知る必要がある．

> まずは，食品の重量を確認しよう！

　目安量や容量で書かれているものは重量に換算する（基本的には秤で計量する）．

　　例）　きゅうり１本　→　100 g
　　　　うすくちしょうゆ大さじ１　→　18 g（**表2.5** 参照）

👍覚えておこう

３色食品群，四つの食品群
３色食品群は 1952 年（昭和 27）広島県庁で提唱され，栄養改善普及会（近藤とし子氏）が普及に努めた．四つの食品群は女子栄養大学の香川綾氏によって考案された．

👍覚えておこう

食品成分表
「日本食品標準成分表」のことで，以降「食品成分表」と記す．食品成分表では食品を 18 群に分けて活用している．

👍覚えておこう

日本食品標準成分表 2020 年版（八訂）
現在使われている食品成分表で，2,478 食品の情報が掲載されている〔2022 年（令和 4）2 月現在〕．（文部科学省科学技術・学術審議会資源調査分科会報告）．

ひじきの鉄分
2015 年版（七訂）より，製造方法の変化も考慮されている．これまで鉄分が多く含まれるとされていたひじきについて，製造の際の調理器具が鉄からステンレスに代わった場合，鉄分が9 割近く減ることなども掲載されるようになった．
例：ステンレス釜で製造したひじき（食品番号：09050，鉄含有量 6.2 mg）と鉄釜で製造したひじき（食品番号：09053，鉄含有量 58.2 mg）

覚えておこう

日本食品成分表（八訂）の特徴

原材料：「生」，「乾」など未調理食品を収載食品の基本とし，摂取の際に調理が必要な食品の一部について「ゆで」，「焼き」等の基本的な調理食品が収載された。

加工食品：「18 調理加工食品類」が「18 調理済み流通食品類」に名称変更され，調理済み食品の情報の充実がはかられた。

覚えておこう

食品成分表の記載例

ほうれんそう

食品番号	索引番号	食品名
06267	680	葉，通年平均，生
06355	681	葉，夏採り，生
06356	682	葉，冬採り，生
06268	683	葉，通年平均，ゆで
06357	684	葉，夏採り，ゆで
06358	685	葉，冬採り，ゆで
06359	686	葉，通年平均，油炒め
06269	687	葉，冷凍

覚えておこう

食品群の番号

1〜9の食品群には頭に0が付けられている（01〜09）。

2.2　食品成分表の成分値

食品成分表には，日本においてよく食べられている食品の，標準的な成分値が掲載されている。

実際の食品の成分値は，季節や地域，また食品の原材料である動物や植物などの生育環境，生育状況，加工方法などによりかなりの変動がある。

菓子類などの加工食品であれば，原材料の配合割合や製造・加工方法などによって栄養価は異なる。

2.3　食品の分類と探し方

食品成分表に掲載されている食品は，ルールに従って順番に並んでいる。まずはそのルールを理解しよう。

(1) 食品の分類

食品は表2.1のように大きく18種類に分類されている。まず，この18食品群（大分類）を覚えよう。食品成分表の食品群ごとに，見出しを付けておくと便利である。

それぞれの食品群に含まれる食品がさらに，大分類，中分類，小分類および細分の4段階で分類され，配列されているが，大分類は原則として50音順に配列され，中分類および小分類は原材料の形状から加工度の高まる順に配列されている。

たとえば，いも及びでん粉類，魚介類，肉類については以下の順番で記載されている。

> 「2．いも及びでん粉類」：いも→でん粉・でん粉製品
> 「10．魚介類」：魚類→貝類→えび・かに類→いか・たこ類→水産練り製品
> 「11．肉類」：畜肉類（牛・豚など）→鳥肉類（鶏など）→その他
> 加工食品は各食品の最後に記載されている。たとえば，ハム・ソーセージは「ぶた」の最後に記載されている。

(2) 食品の番号

すべての食品に5桁の**食品番号**が付けられている。最初の2桁は食品群を示し，次の3桁が小分類または細分を示す。

> 　　　　　　　大分類（食品群）　小分類または細分
> 食品番号　　　■■－□□□

表2.1　食品成分表における食品の分類

食品群	分類	含まれているおもな食品
1	穀類	米，小麦，パン，麺，コーンフレークなど
2	いも及びでん粉類	いも，こんにゃく，かたくり粉，タピオカなど
3	砂糖及び甘味料	砂糖，三温糖，はちみつ，メープルシロップなど
4	豆類	豆，豆腐，湯葉など
5	種実類	栗，ごま，ピーナッツなど
6	野菜類	野菜，野菜加工品など
7	果実類	果実，ジュース，くだもの缶詰など
8	きのこ類	きのこおよびきのこ乾物など
9	藻類	海藻，寒天など
10	魚介類	魚，貝など
11	肉類	種，部位ごとの肉類，レバーなど
12	卵類	鶏卵，うずら卵など
13	乳類	牛乳，チーズ，ヨーグルト，アイスクリームなど
14	油脂類	植物油，バターなど
15	菓子類	生菓子，干菓子など
16	嗜好飲料類	アルコール飲料，茶，コーヒー，紅茶など
17	調味料・香辛料類	塩，しょうゆ，みそ，酢，ソース類，だしなど
18	調理済み流通食品類	冷凍食品，レトルトパウチ食品など

👍 覚えておこう

米，玄米，発芽玄米，胚芽米，
精白米の違い

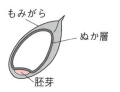

玄米

発芽玄米
（玄米の胚芽を
わずかに発芽
させた）

胚芽米（はいが精米）

精白米

	食品番号	大分類（食品群）	+	小分類または細分	
薄力粉（1等）	01015	＝　穀類01	＋	1等	015
干しそば（乾）	01129	＝　穀類01	＋	乾	129
干しそば（ゆで）	01130	＝　穀類01	＋	ゆで	130
まだら（生）	10205	＝　魚介類10	＋	生	205

　調理した食品については，「ゆで」や「油抜き」など，調理条件が示されている．

　食品番号はそれぞれの食品に固有のものなので，栄養価計算を行う場合は必ず食品番号で確認するようにしよう．

(3) 食品の探し方（穀類）

　次に，例として，米に関わる食品についてみていこう．米に関係する食品は図2.1の例に示すように，非常に種類が多い．米だけではなく，米製品としてうるち米からは「上新粉」，「米粉」，「ビーフン」など，もち米からは「もち」，「白玉粉」，「道明寺粉」などが製造される．

　私たちがふだん食べている米は，歩留まり90〜91％となるまで米ぬかを取り除いて精白したうるち米である（図2.1，上記「覚えておこう」参照）．

👍 覚えておこう

歩留り，搗精割合
玄米から「ぬか層」と「胚芽」を取り除くことを精米，また搗精するといい，精白米となる．もとの玄米の量に対して，精米して得られた精白米重量の割合を歩留りまたは搗精割合という．

水稲と陸稲
水田で栽培するイネを水稲，畑地で栽培するイネを陸稲（おかぼ）という．日本で通常食べられているのは水稲である．

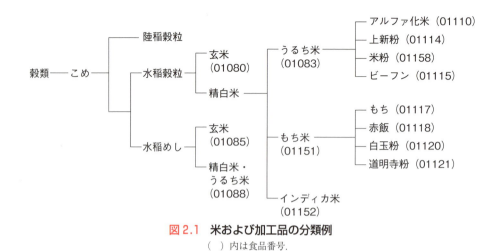

図 2.1　米および加工品の分類例

（　）内は食品番号.

① 米（精白米）で計算する場合

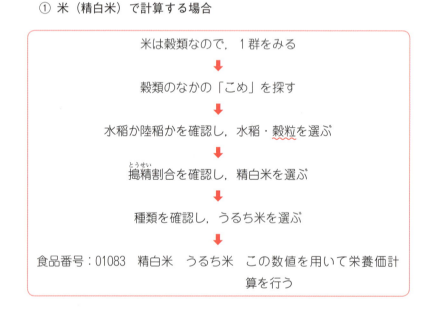

　　米を炊飯した状態の「めし（ごはん）」の重量から栄養価計算を行いたい場合は，次のように食品を探す.

② めし（精白米）で計算する場合

米は穀類なので，1群をみる

⬇

穀類のなかの「こめ」を探す

⬇

水稲か陸稲かを確認し，水稲・めしを選ぶ

⬇

搗精割合を確認し，精白米を選ぶ

⬇

種類を確認し，うるち米を選ぶ

⬇

食品番号：01088　精白米　うるち米　この数値を用いて栄養価計算を行う

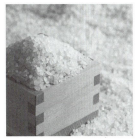
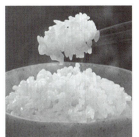

👍 覚えておこう

米とめし（ごはん）
「米」に水を加えて炊くと「めし（ごはん）」となる．「米」→（炊飯）→「めし（ごはん）」．食品成分表では炊飯した米を「めし」（通常ごはん）としている．

(4) 食品の探し方（いも及びでん粉類）

2群には，いも類だけではなく，いも類を加工したでん粉，その他の原料から作られたでん粉製品がある．たとえば，私たちが調理でよく使う「かたくり粉」は，通常じゃがいもから製造されているので，「じゃがいもでん粉（食品番号：02034）」の数値を用いればよい．またコーンスターチは「とうもろこしでん粉（食品番号：02035）」である．

巻末の索引を利用すれば，それぞれどちらの名前からも探すことができる．

別名がある場合は，備考欄に記載されているので確認する．よく使う食品や調味料については食品番号を把握しておくと便利である．表2.6（p.39参照）を確認し，よく利用する食品，間違いやすい食品について確認しておこう．

2.4　食品成分表の項目

表2.2のように，それぞれの食品について，廃棄率，エネルギー，水分，たんぱく質，脂質，炭水化物，灰分，無機質（ミネラル），ビタミン，食塩相当量および備考の順に記載されている．それぞれの栄養素については，可食部100 g中に含まれる重量で示されている．重量の単位は栄養素によって違うので注意しておこう．

表2.2　食品成分表の項目と記載例

可食部100g当たり

食品番号	索引番号	食品名	廃棄率	エネルギー (kJ)	エネルギー (kcal)	水分	アミノ酸組成によるたんぱく質	たんぱく質	脂肪酸のトリアシルグリセロール当量	コレステロール	脂質	利用可能炭水化物(単糖当量)	利用可能炭水化物(質量計)	差引き法による利用可能炭水化物	食物繊維総量	糖アルコール	炭水化物	有機酸	灰分	ナトリウム	カリウム	カルシウム	マグネシウム	リン	鉄	亜鉛	銅	マンガン	ヨウ素	セレン	クロム	モリブデン
			%	kJ	kcal	g	g	g	g	mg	g	g	g	g	g	g	g	g	g	mg	mg	mg	mg	mg	mg	mg	mg	mg	µg	µg	µg	µg
01083	120	こめ [水稲穀粒] 精白米 うるち米	0	1455	342	14.9	5.3	6.1	0.8	(0)	0.9	83.1*	75.6	78.1	0.5	—	77.6	—	0.4	1	89	5	23	95	0.8	1.4	0.22	0.81	0	2	0	69
01088	131	こめ [水稲めし] 精白米 うるち米	0	663	156	60.0	2.0	2.5	0.2	(0)	0.3	38.1*	34.6	36.1	1.5	—	37.1	—	0.1	1	29	3	7	34	0.1	0.6	0.10	0.35	0	1	0	30

可食部100g当たり — ビタミン

食品番号	索引番号	食品名	レチノール	カロテン α	カロテン β	β-クリプトキサンチン	β-カロテン当量	レチノール活性当量	D	トコフェロール α	トコフェロール β	トコフェロール γ	トコフェロール δ	K	B₁	B₂	ナイアシン	ナイアシン当量	B₆	B₁₂	葉酸	パントテン酸	ビオチン	C	アルコール	食塩相当量	備考
			µg	µg	µg	µg	µg	µg	µg	mg	mg	mg	mg	µg	mg	mg	mg	mg	mg	µg	µg	mg	µg	mg	g	g	
01083	120	こめ [水稲穀粒] 精白米 うるち米	(0)	0	0	0	0	(0)	(0)	0.1	Tr	0	0	0	0.08	0.02	1.2	2.6	0.12	(0)	12	0.66	1.4	(0)	—	0	うるち米歩留り：90～91%（100g：120mL, 100mL：83g）
01088	131	こめ [水稲めし] 精白米 うるち米	(0)	0	0	0	0	(0)	(0)	Tr	Tr	0	0	(0)	0.02	0.01	0.2	0.8	0.02	(0)	3	0.25	0.5	(0)	—	0	うるち米精白米47g相当量を含む 食物繊維：AOAC2011.25法

2.5　数値の見方

　数値の表示方法の例を示す（**表2.3**）．成分によって，けた数（最小単位の位）が違うので，注意する．

　各成分値がこの最小記載量に満たない場合，また測定できていない場合に，**表2.4**のような記号などで表記される．それぞれ意味があるので，覚えておこう．

覚えておこう

単位の換算

1 kg	=	1,000 g
1 g	=	1,000 mg
1 mg	=	1,000 µg
		（マイクログラム）

すなわち，1 g = 1,000 mg = 1,000,000 µg

表2.3　数値の表示方法

項目			単位	最小表示の位	数値の丸め方等
廃棄率			%	1の位（整数）	10未満は小数第1位を四捨五入．10以上はもとの数値を2倍し，10の単位に四捨五入で丸め，その結果を2で除する
エネルギー			kJ	1の位（整数）	小数第1位を四捨五入
			kcal		
たんぱく質			g	小数第1位	小数第2位を四捨五入
脂質					
炭水化物					
食物繊維総量					
無機質	カルシウム		mg	1の位（整数）	整数表示では，大きい位から3桁目を四捨五入して有効数字2桁．ただし，10未満は小数第1位を四捨五入．小数表示では，最小表示の位の一つ下の位を四捨五入
	鉄		mg	小数第1位	
ビタミン（脂溶性）	A	レチノール活性当量	µg	1の位（整数）	
	D		µg	小数第1位	
	E	α-トコフェロール	mg	小数第1位	
ビタミン（水溶性）	B$_1$		mg	小数第2位	
	B$_2$		mg		
	C		mg	1の位（整数）	
食塩相当量			g	小数第1位	小数第2位を四捨五入

新しい食生活を考える会 編著，『食品解説つき 新ビジュアル食品成分表 新訂第二版』，大修館書店（2016），p.5より抜粋．

表2.4　食品成分表の表記

−	未測定
0	最小記載量の1/10以下*
0	【食塩相当量の場合】最小記載量0.1 gの5/10未満
Tr	最小記載量の1/10以上，5/10以下
(0)	文献等により含まれていないと推定される
(Tr)	文献等により微量に含まれていると推定される

＊ヨウ素，セレン，クロム，モリブデンは3/10以下，ビオチンは4/10以下．

2.6　可食部と廃棄率

食品は可食部と廃棄部分からなる（図 2.2）．廃棄部分とは，原則として，通常の食習慣において廃棄される部分である．

食品全体の重量 ＝ 可食部の重量 ＋ 廃棄部分の重量

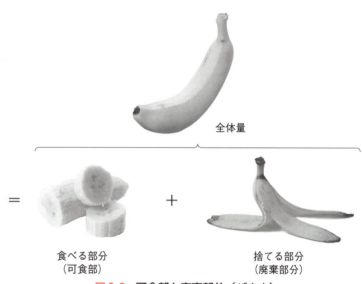

全体量

食べる部分
（可食部）　　　　　　　　**捨てる部分**
　　　　　　　　　　　　　　（廃棄部分）

図 2.2　可食部と廃棄部分（バナナ）

> 廃棄率（%）とは，食品全体の重量に対する廃棄部分の重量の割合を表したものである．
>
> $$廃棄率（\%）＝ \frac{廃棄部分の重量（g）}{食品全体の重量（g）} \times 100$$

栄養価計算を行う場合は，可食部の数値をもとに行う．材料を購入する場合には廃棄率も考慮して購入しなければならない．

例題

食品成分表の廃棄率から可食部の重量を求めてみよう

バナナ 1 本（170 g），食品成分表から廃棄率は 40%

$$170\,\text{g} \times \frac{40}{100} ＝ 68\,\text{g} \qquad ←廃棄部の重量$$

$$170\,\text{g} － 68\,\text{g} ＝ 102\,\text{g} \qquad ←可食部の重量 \quad \textbf{答}\quad \underline{102\,\text{g}}$$

2.7　エネルギー

　エネルギーは，kJ（キロジュール）および kcal（キロカロリー）という 2 種類の単位で示されている．日本では現在のところ通常 kcal で表記される．表記するときは，すべて小文字で表記する．

【表記方法】

　　◯　kcal　　✗　Kcal

　国際単位系（SI）においては kJ が用いられる．1 kcal ＝ 4.184 kJ なので，必要な場合にはこの式により換算することができる．

2.8　一般成分

　食品成分表の栄養素には，複数の記載項目がある．それぞれの測定方法については食品成分表の一般成分の測定法に関する記載で確認することができる．

(1)　たんぱく質

① アミノ酸組成によるたんぱく質

② たんぱく質

(2)　脂質

① 脂肪酸のトリアシルグリセロール当量

② コレステロール

③ 脂質

(3)　炭水化物

① 利用可能炭水化物（単糖当量）

② 利用可能炭水化物（質量計）

③ 差引き法による利用可能炭水化物

④ 食物繊維総量

⑤ 糖アルコール

⑥ 炭水化物

(4)　無機質（ミネラル）

　ヒトにおいて必須性が認められている無機質については，個別に収載されているので，「ナトリウム」「カルシウム」「鉄」など個別の項目で確認しよう．

(5)　ビタミン

　ビタミンは脂溶性と水溶性ビタミンに区分されている．

　ビタミンAはレチノール活性当量の値で算出する．

　ビタミンEは，α-トコフェロール量の値で算出する．

覚えておこう

エネルギー

FAO/INFOODS では，kJ（キロジュール）および kcal（キロカロリー）それぞれに適用されるエネルギー換算係数を用いて算出することを推奨している．

覚えておこう

たんぱく質の栄養価計算

栄養価計算をする際には食事摂取基準に対応している②の「たんぱく質」の項目で計算する．

覚えておこう

脂質の栄養価計算

栄養価計算をする際には食事摂取基準に対応している③の「脂質」の項目で計算する．

覚えておこう

炭水化物の栄養価計算

栄養価計算をする際には食事摂取基準に対応している⑥の「炭水化物」の項目で計算する．

Plus One Point

無機質（ミネラル）

食品成分表では「無機質」，食事摂取基準では「ミネラル」と記述されている．

⑹ 食塩相当量

　ナトリウム量から食塩相当量を求める際は，ナトリウム量に 2.54 を乗じて算出する．

$$\text{ナトリウム量（mg）} \times 2.54 \times \frac{1}{1000} = \text{食塩相当量（g）}$$

2.9　備考欄

　表2.2 に示したように，食品成分表の一番右側に**備考欄**がある．ここには食品の内容と各成分値に関連の深い重要な事項が記載されている．

⑴ **食品の別名**

　とくに，魚介類や野菜類は地方によって呼び名が違うこともある．また，市販名と食品成分表の食品名が異なる場合があるので，よく確認しよう．例にあげた食品は下記のように表記されている．

【例】

青ねぎ　　→　葉ねぎ（食品番号：06227）

鶏レバー　→　にわとり〔副品目〕肝臓・生（食品番号：11232）

砂ぎも　　→　にわとり〔副品目〕筋胃・生（食品番号：11233）

⑵ **調理条件など**

　たとえば，お茶，コーヒー，紅茶を飲む場合は浸出液で栄養価計算をする．

【例】　せん茶を飲む

○　せん茶　浸出液（食品番号 16037）

×　せん茶　茶（食品番号 16036）

⑶ **加工食品の材料名，主原材料の配合，添加物など**

⑷ **加工食品の市販通称名**

【例】

　インスタントラーメンは，18 群の「調理済み流通食品類」ではなく，1 群の「穀類」〔即席めん類〕（食品番号 01056 ほか，全 23 食品）の備考欄に記載されている．ワインビネガーは，17 群の調味料及び香辛料類，果実酢，ぶどう酢（食品番号 17017）の備考欄にワインビネガー，ワイン酢と記載されている．

⑸ **硝酸イオン，酢酸，カフェイン，ポリフェノール，タンニン，テオブロミン，有機酸，しょ糖，調理油，アルコールなどの含有量**

3．食品成分表を使って栄養価計算をしてみよう

栄養価計算とは，１人分の料理のエネルギーや栄養素量（たんぱく質量，脂質量，炭水化物量，食塩相当量など）がどのくらいあるのかを食品成分表を用いて計算することをいう．

3.1 栄養価計算をする前に

① 料理のレシピ（材料表）に記載された材料や調味料の重量を，栄養価計算練習シートに記入する．

② 作る料理が複数分の場合，重量を１人分に換算しておく．

3.2 栄養価計算をするときの注意事項

① 栄養価計算は実際に口に入る量で計算する

皮や骨など食べない部分（廃棄部分）は計算しない．実際に口に入れる可食部の量を正味重量（**可食量**）といい（**図2.2** 参照），これを求めて計算する．

② 容量は重量に換算する

食品や調味料を計るときに，計量カップや計量スプーン（大さじ，小

表2.5　計量カップ・スプーンによる重量換算表（g）

食品名	小さじ 5 mL	大さじ 15 mL	カップ 200 mL	
胚芽精米・精白米	―	―	170	1合（180 mL）＝ 150 g
胚芽精米・無洗米	―	―	180	1合（180 mL）＝ 160 g
もち米	―	―	175	1合（180 mL）＝ 155 g
水，酢，酒	5	15	200	
しょうゆ，みりん，みそ	6	18	230	
あら塩（並塩）	5	15	180	
精製塩，食塩	6	18	240	
上白糖	3	9	130	
グラニュー糖	4	12	180	
ジャム	7	21	250	
油，バター	4	12	180	
薄力粉，強力粉	3	9	110	
かたくり粉	3	9	130	
ごま	3	9	120	
マヨネーズ	4	12	190	
牛乳	5	15	210	
生クリーム	5	15	200	
トマトケチャップ	5	15	230	
ウスターソース	6	18	240	

香川明夫 監，『八訂 食品成分表2021』，女子栄養大学出版部（2021）より抜粋して作成．

さじ）を用いた場合は，重量に換算する（表2.5）.

③ 食品成分表から適切な食品を選ぶ

よく使う食品は，あらかじめ食品成分表にマーカーで印を付けるなど，わかりやすくしておく．また，地域により名前が異なる食品があり，選ぶ際には迷いやすい食品があるので，表2.6（p.39 参照）に示した.

④ 食品の重量がわからないときは目安量を用い計算する

使用する食品の重量が正確に記入できるとよいが，できない場合は目安量を覚えておくと便利である．表2.7（p.42 参照）に代表的な食品の目安量を示す．また，食品ごとに数の数え方は異なるので，あわせて覚えておきたい.

⑤ 食品成分表で「生」と「ゆで」の選び方

「生」か「ゆで」か，どちらを使うか迷ったときは，基本的には調理前の「生」を選ぶ．ただし，ゆでることでナトリウム（高血圧予防）やカリウム（腎臓病などでのカリウム制限）を除くことができる場合は，「ゆで」を用いて計算する．その場合は，調理による重量変化率（食品成分表中に記載されている）を用いる．計算方法の一例について図2.3に示す.

覚えておこう

「ゆで」による効果

そうめんやうどんを製造する際に，食塩が必要である（一般的には小麦粉に対し4〜6％の食塩を使用する）．生麺や乾麺を食べる前に「ゆでる」という調理作業は軟らかくするという効果だけではなく，余分な塩分を減らすという効果が期待できる．また腎臓病でカリウム制限のある場合は，野菜をゆでて使用すると，カリウムは水に溶け出すため，やはり効果がある.

そうめん　乾　　1束　50 g	そうめん　ゆで　　$50\,g \times 270/100 = 135\,g$
エネルギー　　$333\,kcal \times \dfrac{50}{100} = 167\,kcal$	エネルギー　　$114\,kcal \times \dfrac{135}{100} = 154\,kcal$
食塩相当量　$3.8\,g \times \dfrac{50}{100} = \underline{1.9\,g}$	食塩相当量　$0.2\,g \times \dfrac{135}{100} = \underline{0.3\,g}$

ゆでる　重量変化率270%

図2.3　（乾）から（ゆで）への重量変化の計算例

⑥ 野菜類の「皮むき」「皮つき」

かぶ，だいこん，にんじんなどは，基本的に皮をむいて摂取するため「皮むき」を選ぶ.

⑦ だしについて

• 自分でだしを取った場合

かつお節や昆布など，だしを取るのに用いた食品そのものは食べないので，食品成分表の液状の「だし類」から該当するものを選ぶ.

• 固形ブイヨン，顆粒だしを用いた場合

固形ブイヨンや顆粒だしを水で溶いて用いた場合は，使用した固形・顆粒だしの重量で計算する.

⑧ 揚げ物の吸油量を計算する

揚げ物の油の重量は自分で計算する．その際，「吸油率」を用いる（p.56 を参照）.

表2.6　栄養価計算をする際に迷いやすい食品

食品群	市販名	食品番号	食品成分表による食品名	備考
1群 穀類	小麦粉			天ぷらやケーキは薄力粉，うどんには中力粉，パンには強力粉を使う．すべて1等を使用する
	薄力粉	01015	薄力粉　1等	
	干しうどん，そうめん，冷や麦，干し中華麺，干しそば			乾めんは塩分を含んでいるため，「ゆで」で栄養価計算する．その際，干しめんをゆでたときの重量変化率を利用する．例を下にあげる
	干しうどん（乾）をゆでる	01042	干しうどん　ゆで	干しうどん（乾）重量の2.4倍として栄養価計算する．
	そうめん（乾）をゆでる	01044	そうめん・ひやむぎ　ゆで	乾めん重量の2.7倍として「ゆで」で栄養価計算する．
	パスタ（マカロニ・スパゲッティ）			パスタを塩水でゆでる場合は，「ゆで」で栄養価計算をする．その際パスタをゆでたときの重量変化率を利用する．
	パスタ（乾）を塩水でゆでる	01064	マカロニ・スパゲッティ　ゆで	パスタ（乾）の重量のと2.2倍して栄養価計算する．
	米			
	うるち米	01083	[水稲穀粒]　精白米　うるち米	日本で食べられる米のことで，生米を指す．精白度合いにより，玄米，半つき米，七分つき米があるうるち米を炊いた飯のこと
	めし	01088	[水稲めし]　精白米　うるち米	
	上新粉	01114	米　うるち米製品	
	もち米	01151	[水稲穀粒]　精白米　もち米	おこわ，もち，あられを作るときに使う生米のこともち米を炊いた飯のこと
	おこわ	01154	[水稲めし]　精白米　もち米	
	白玉粉	01120	米　もち米製品	
	インディカ米	01152	[水稲穀粒]　精白米　インディカ米	
	とうもろこし		スイートコーンは野菜類に分類	
	ポップコーン	01136	とうもろこし　ポップコーン	
	コーンフレーク	01137	とうもろこし　コーンフレーク	
2群 いも及びでん粉類	こんにゃく			
	板こんにゃく	02003	板こんにゃく　精粉こんにゃく	突きこんにゃく，玉こんにゃくも含む
	生いもこんにゃく	02004	板こんにゃく　生いもこんにゃく	突きこんにゃく，玉こんにゃくも含む
	糸こんにゃく	02005	しらたき	
	さつまいも			
	さつまいも	02006	さつまいも　塊根　皮むき　生	
	紫いも	02048	むらさきいも　塊根　皮むき　生	
	里いも			
	子いも	02010	さといも　球茎　生	子芋用種で，石川早生，土垂などがある
			セレベス　球茎　生	親・子芋兼用種で，親も子も食べられる．大吉とも呼ばれる
	赤芽いも	02050		
	たけのこいも（京いも）	02052	たけのこいも　球茎　生	
	八つ頭	02015	やつがしら　球茎　生	
	やまのいも			
	いちょういも	02022	いちょういも　塊根　生	やまいも，手いもとも呼ばれる
	長芋	02023	ながいも　塊根　生	
	やまいも	02025	やまといも　塊根　生	大和いも，丹波いも，伊勢いもとも呼ばれる
	自然薯（じねんじょ）	02026	じねんじょ　塊根　生	
	でんぷん			
	タピオカパール	02038	タピオカパール　乾	
	本くず粉	02029	くずでん粉	吉野本くず粉
	くず粉	02033	さつまいもでん粉	甘藷でん粉
	わらびもち粉	02033	さつまいもでん粉	甘藷でんぷん
	かたくり粉	02034	じゃがいもでん粉	馬鈴薯でんぷん
	浮き粉	02031	小麦でん粉	
	コーンスターチ	02035	とうもろこしでん粉	
	はるさめ			
	緑豆春雨　中華春雨	02039	はるさめ　緑豆はるさめ　乾	緑豆でん粉から作られる春雨で細く縮れている．中国産が多い．
	春雨	02040	はるさめ　普通はるさめ　乾	じゃがいもでん粉やさつまいもでん粉から作られる春雨．マロニーなど
3群 砂糖及び甘味料	砂糖	03003	車糖　上白糖	
	パウダーシュガー	03011	加工糖　粉糖	
	フロストシュガー	03011	加工糖　粉糖	
	乾物豆			
	金時豆，大福豆など	04007	いんげんまめ　全粒　乾	いんげん豆は金時豆，手亡豆，うずら類，大福豆，虎豆などを指す．さやいんげんは野菜類に分類グリンピースやさやえんどうは野菜類に分類される
	えんどう豆	04012	えんどう　全粒　青えんどう　乾	
4群 豆類	あん			
	赤こし生あん	04004	あずき　あん　こし生あん	無糖あん
	白こしあん（生）	04010	いんげんまめ　こしあん	無糖あん
	小倉あん（つぶあん）	04006	あずき　あん　つぶし練りあん	加糖あん
	こしあん	04101	あずき　あん　こし練りあん（並あん）	加糖あん．甘さにより中割あん，最中あんを選ぶ
	大豆・大豆加工品			枝豆は野菜類に分類される
	厚揚げ	04039	生揚げ	
	薄揚げ	04040	油揚げ　生	
	ひろうす	04041	がんもどき	飛竜頭とも呼ばれる
	高野豆腐	04042	凍り豆腐　乾	
5群 種実類	ごま			
	煎りごま	05018	ごま　いり	
	練りごま	05042	ごま　ねり	
	ピーナッツ			
	ピーナッツ	05035	らっかせい　大粒種　いり	なんきん豆ともいう．小粒を使う場合は小粒種で調べる．生は野菜類に分類される．
	ピーナッツバター	05037	らっかせい　ピーナッツバター	煎ったピーナッツに砂糖，食塩，ショートニングを加え練ったもの
6群 野菜類	アスパラガス			
	グリーンアスパラガス	06007	アスパラガス　若茎　生	
	ホワイトアスパラガス（水煮缶詰）	06009	アスパラガス　水煮缶詰	
	えだまめ	06015		大豆の未熟種子
	かぶ	06038	かぶ　根　皮むき　生	すずなともいわれる
	かぼちゃ			
	黒皮かぼちゃ	06046	日本かぼちゃ　果実　生	唐なす，なんきん
	栗かぼちゃ	06048	西洋かぼちゃ　果実　生	
	金糸瓜	06051	そうめんかぼちゃ　果実　生	ぺぽかぼちゃ，そうめん瓜とも呼ばれる
	絹さや	06020	（えんどう類）さやえんどう　若ざや　生	
	グリーンピース（生）	06023		さやを除いたもの（さやつきの場合，廃棄率55%）
	三度豆	06010	いんげんまめ　さやいんげん　若ざや　生	
	しろ菜	06027	おおさかしろ菜　葉　生	
	スナックえんどう	06022	（えんどう類）スナップえんどう　若ざや　生	
	だいこん	06134	だいこん　根　皮むき　生	

食品群	市販名	食品番号	食品成分表による食品名	備考
	にんじん			
	西洋にんじん	06214	にんじん 根 皮むき 生	
	金時にんじん	06220	きんとき 根 皮むき 生	京にんじんとも呼ばれる
	ねぎ			
	白ねぎ	06226	根深ねぎ 葉 軟白 生	長ねぎと呼ばれる
	青ねぎ	06227	葉ねぎ 葉 生	青ねぎと呼ばれる
	万能ねぎ	06228	こねぎ 葉 生	奴ねぎとも呼ばれる
	ベビーコーン	06181	ヤングコーン 幼雌穂 生	ミニコーンとも呼ばれる
	水菜	06072	みずな 葉 生	きょうなとも呼ばれる
	三つ葉			
	根三つ葉	06276	根みつば 葉 生	軟白栽培品
	青三つ葉	06278	糸みつば 葉 生	水耕栽培
	壬生菜	06360	みぶな 葉 生	きょうなとも呼ばれる
	もやし			
	アルファルファ	06286	アルファルファもやし 生	糸もやし
	大豆もやし	06287	だいずもやし 生	
	ブラックマッペもやし	06289	ブラックマッペもやし 生	
	緑豆もやし	06291	りょくとうもやし 生	
	レタス類			
	レタス	06312	レタス 土耕栽培 結球葉 生	玉ちしゃ（クリスプヘッド）
	サラダ菜	06313	サラダな 葉 生	
	チリメンチシャ	06314	リーフレタス 葉 生	あおちりめんちしゃ
	サニーレタス	06315	サニーレタス 葉 生	あかちりめんちしゃ
	サンチュ	06362	サンチュ 葉 生	かきちしゃ
	コスレタス	06316	コスレタス 葉 生	ロメインレタス, たちちしゃ, たちレタス
7群 **果実類**	**アボカド**	07006		
	梅干し			
	塩漬け	07022	うめ 梅干し 塩漬	塩漬けした梅を適度に乾燥したもの
	調味漬け	07023	うめ 梅干し 調味漬	
	柿			品種により変わる
	富有柿, 次郎, 西村早生	07049	かき 甘がき 生	
	平核無, 西条, 愛宕	07050	かき 渋抜きがき 生	
	みかん			早生と普通がある
	房ごと食べる	07027	うんしゅうみかん じょうのう 普通 生	廃棄部位：果皮
	房の薄皮をむく	07029	うんしゅうみかん 砂じょう 普通 生	廃棄部位：果皮及びじょうのう膜
9群 **藻類**	**のり**			
	焼きのり	09004	あまのり 焼きのり	
	味付けのり	09005	あまのり 味付けのり	
	海ぶどう	09012	うみぶどう 生	
	出し用昆布			
	真昆布	09017	まこんぶ 素干し	高級品
	利尻昆布	09019	りしりこんぶ 素干し	高級品
	羅臼昆布	09013	えながおにこんぶ 素干し	鬼昆布とも呼ばれる
	日高昆布	09018	みついしこんぶ 素干し	一般的によく使われる出し用昆布
	煮昆布			
	長昆布	09015	ながこんぶ 素干し	
	細目昆布	09016	ほそめこんぶ 素干し	
	寒天			
	角寒天, 棒寒天	09027	てんぐさ 角寒天	
	糸寒天	09027	てんぐさ 角寒天	
	粉寒天	09049	てんぐさ 粉寒天	最近よく使われる
	ひじき			
	ステンレス釜	09050	ひじき ほしひじき ステンレス釜 乾	
	鉄釜	09053	ひじき ほしひじき 鉄釜 乾	

食品群	市販名	食品番号	食品成分表による食品名	備考
	わかめ			
	カットわかめ	09044	わかめ カットわかめ	100g あたり塩分を23.5g 含むので, 多量に使用する場合は水戻しをしてから使用する.
	生わかめ	09045	わかめ 湯通し塩蔵 わかめ 塩抜き	
	魚類→貝類→えび類→かに類→いか・たこ類→その他→水産練り製品の順に記載されている ここでは魚介類→加工品（かつお節, 缶詰）の順で並べた			
	〈魚介類〉			
	あじ	10003	まあじ 皮つき, 生	
	いわし	10047	まいわし 生	
	かつお			
	初がつお	10086	かつお 春獲り 生	
	戻りがつお	10087	かつお 秋獲り 生	
	さけ			
	さけ	10134	しろさけ 生	秋鮭, 時知らずとも呼ばれる
	塩ざけ	10139	しろさけ 塩ざけ	
	アトランティックサーモン	10144	たいせいようさけ 養殖 生	
	キングサーモン	10152	ますのすけ 生	
	さば			
	さば	10154	まさば 生	
	ごまさば	10404	ごまさば 生	腹側に, ごま模様がみられる. 加工品に多い
	ノルウェーさば	10158	たいせいようさば 生	
	たら	10205	まだら 生	
10群 **魚介類**	**ぶり**	10241	（魚類）ぶり 成魚 生	出生魚でつばす→はまち→めじろ→ぶりの順に呼称が変わる
	はまち	10243	（魚類）ぶり はまち 養殖 皮つき 生	
	まぐろ（種類, 使用部位により選ぶ）			
	きはだ	10252	きはだ 生	関西で需要が多い
	めばち	10259	めばち 生	関東で需要が多い
	本まぐろ	10253	くろまぐろ 赤身 生	トロは「脂身・生」で調べる
	えび			
	車えび	10321	くるまえび 養殖 生	養殖えび
	大正えび	10327	大正えび 生	国産は激減. 輸入品の栄養価
	芝えび	10328	しばえび 生	小型のえび
	バナメイエビ	10415	バナメイエビ 養殖 生	ブラックタイガーに変わり養殖量が多くなっている
	ブラックタイガー	10329	ブラックタイガー 養殖 生	
	〈加工品〉			
	かつお節	10091	（かつお類）加工品 かつお節	原料はかつお
	削り節	10092	（かつお類）加工品 削り節	原料はかつお, そうだがつお, さば等
	ちりめんじゃこ	10056	（いわし類）しらす干し 半乾燥品	関西向け, 関東向けは微乾燥品を用いる
	オイルサーディン	10063	（いわし類）缶詰 油漬	まいわしの油漬け
	ツナ缶			原料となる魚, 加工法により異なるので, 缶詰のラベルをみて選ぶ
	味付け	10096	（かつお類）缶詰 味付け フレーク	
		10262	（まぐろ類）缶詰 味付け フレーク	
	油漬け	10097	（かつお類）缶詰 油漬 フレーク	
		10263	（まぐろ類）缶詰 油漬 フレーク ライト	原料はきはだまぐろ
		10264	（まぐろ類）缶詰 油漬 フレーク ホワイト	原料はびんながまぐろ

食品群	市販名	食品番号	食品成分表による食品名	備考	食品群	市販名	食品番号	食品成分表による食品名	備考
	水煮	10260	（まぐろ類）缶詰　水煮　フレーク　ライト	原料はきはだまぐろ		アイスクリーム　高脂肪	13042		乳固形分 15.0% 以上，乳脂肪分 12.0% 以上.
		10261	（まぐろ類）缶詰　水煮　フレーク　ホワイト	原料はびんながまぐろ		普通脂肪	13043		乳固形分 15.0% 以上，乳脂肪分 8.0% 以上
11 群　肉類	牛肉，豚肉ともに「脂身つき」か「皮下脂肪なし」のどちらかを用いる.「赤肉」は筋肉のみを取り出したもので，一般的ではない.				14 群　油脂類	サラダ油　大豆油のみ	14005	（植物油脂類）大豆油	
						ブレンド油	14006	（植物油脂類）調合油	
	牛肉					キャノーラ油	14008	（植物油脂類）なたね油	
	（黒毛）和牛肉	11004～11029	うし　［和牛肉］			オリーブ油	14001	植物油脂類	別名：オリーブオイル
	国産牛肉	11030～11253	うし　［乳用肥育牛肉］			バター		料理の使用用途により選ぶ（バター類）	
	交雑牛肉	11254～11267	うし　［交雑牛肉］			有塩バター	14017	無発酵バター　有塩バター（バター類）	一般用
	輸入牛肉	11060～11085	うし　［輸入牛肉］	オーストラリア産，ニュージーランド産，アメリカ産など.		無塩バター	14018	無発酵バター　食塩不使用バター	製菓・製パン用
	うし　レバー	11092	肝臓（生）	別名：レバー		マーガリン	14020	（マーガリン類）マーガリン　家庭用有塩	
	豚肉				16 群　し好飲料類	日本酒	16001	清酒　普通酒	2010 年度版では上撰と呼ばれていたもの.合成清酒とほとんど栄養価は変わらない
	豚肉	11115～11279	ぶた　［大型種肉］かた　脂身つき　生			本みりん	16025	みりん　本みりん	みりん風調味料はアルコールをほとんど含まないため調味料類に分類
	黒豚・イベリコ豚	11141～11162	ぶた　［中型種肉］かた　脂身つき　生						
	鶏肉					コアントロー，グランマニエ	16028	キュラソー	オレンジキュラソー
	鶏肉	11218～11290	にわとり　［若鶏肉］	ブロイラーともいう.		茶	16033～16044	浸出液で調べる	茶葉そのものを食べるときは茶葉で計算する
	地鶏	11212～11217	にわとり　［成鶏肉］						
	にわとり　鶏レバー	11232	肝臓（生）	別名：レバー	17 群　調味料及び香辛料類	だし類（液体）　かつおだし	17019	うま味を抽出した液体　かつおだし（荒節）	
	ゼラチン	11198	ぶた　［その他］ゼラチン			昆布だし	17020	昆布だし（水出し）	「煮出し」の栄養価とほとんど変わらない
13 群　乳類	液状乳類					一番だし	17021	かつお・昆布だし	
	牛乳	13003	普通牛乳			干し椎茸の戻し汁	17022	しいたけだし	
	濃厚牛乳	13004	加工乳　濃厚			煮干しだし	17023	煮干しだし	いりこだしとも呼ぶ
	低脂肪乳	13005	加工乳　低脂肪			鶏ガラだし	17024	鳥がらだし	
	無脂肪乳	13006	脱脂乳			中華だし	17025	中華だし	
	スキムミルク	13010	脱脂粉乳			洋風だし	17026	洋風だし	スープストックとも呼ぶ
	クリーム		原材料名をみて選ぶ			だし類（固形・顆粒）　固形コンソメ	17027	固形ブイヨン	顆粒コンソメも含む粉末製品を含む顆粒だし
	生クリーム	13014	クリーム　乳脂肪			顆粒中華だし	17093	顆粒中華だし	
	植物性クリーム	13016	クリーム　植物性脂肪			顆粒和風だし	17028	顆粒和風だし	別名：顆粒風味調味料粉末製品を含む顆粒だし
	ホイップクリーム		クリームにグラニュー糖を加えて泡立てたもの.原材料をみて選ぶ			マヨネーズ		全卵型と卵黄型がある	
	生クリームをホイップ	13017	ホイップクリーム　乳脂肪			味の素	17042	マヨネーズ　全卵型	
	植物性クリームをホイップ	13019	ホイップクリーム　植物性脂肪			キューピー	17043	マヨネーズ　卵黄型	
	コーヒーフレッシュ（液体状）		原材料名をよくみて選ぶ			みそ			
						西京みそ・白みそ	17044	米みそ　甘みそ	別名：西京みそ，関西白みそなど
	生クリーム使用	13020	コーヒーホワイトナー　液状　乳脂肪			信州みそ	17045	米みそ　淡色辛みそ	
	生クリーム入り	13021	コーヒーホワイトナー　液状　乳脂肪・植物性脂肪			八丁みそ・赤だしみそ	17048	豆みそ	別名：東海豆みそ
	コーヒーフレッシュ	13022	コーヒーホワイトナー　液状　植物性脂肪	メロディアンミニなど		カレールウ	17051	カレールウ	
	コーヒー用クリーミングパウダー					カレー粉	17061	カレー粉	
	クリープ	13023	コーヒーホワイトナー　粉末状　乳脂肪			みりん風調味料	17054	みりん風調味料	アルコール分をほとんど含まない
	マリーム	13024	コーヒーホワイトナー　粉末状　植物性脂肪			こしょう	17065	こしょう混合・粉	
	ヨーグルト								
	プレーンヨーグルト	13025	ヨーグルト　全脂無糖	別名：プレーンヨーグルト					
	普通のヨーグルト	13026	ヨーグルト　脱脂加糖	別名：普通ヨーグルト					

注）市販名と別名は，地方によって食品名が変わることがある.

表 2.7　食品の目安量と数え方

食品群	食品	目安量		
1 群 穀類	ご飯	茶碗軽く 1 杯	150 g	
	おにぎり	1 個	100〜110 g	
	もち	1 個	四角：50 g　丸：40 g	
	ゆでうどん	1 玉	250 g	
	そうめん	1 束	50 g	ゆでた後 135 g（2.7 倍）
	蒸し中華めん，そばゆで	1 玉	170 g	
	スパゲティ（乾）	1 人分	80 g	ゆでた後 176 g（2.2 倍）
	ロールパン	1 個	30 g	
	食パン 5 枚切り	1 枚	72 g	
	食パン 6 枚切り	1 枚	60 g	
	食パン 8 枚切り	1 枚	45 g	
2 群 いも類	じゃがいも	中 1 個	150 g	
	さつまいも	中 1 本	250〜300 g	
3 群 豆類	高野豆腐	1 枚	20 g	
	納豆	1 パック	四角パック：50 g　丸カップ：30 g	
	油揚げ（薄揚げ）	1 枚	20〜40 g	
6 群 野菜類	〈緑黄色野菜〉			
	アスパラガス	1 本	細い：10 g　太い：20〜30 g	
	トマト	中 1 個	150 g	
	プチトマト	1 個	15〜20 g	
	にんじん	中 1 本	150 g	
	ピーマン	中 1 個	30〜40 g	
	〈淡色野菜〉			
	きゅうり	1 本	100 g	
	たまねぎ	1 個	200 g	
	なす	1 本	70〜100 g	
7 群 果実類	いちご	1 個	15〜20 g	
	オレンジ	1 個	100 g	
	キウイフルーツ	1 個	100 g	
	みかん	中 1 個	100 g	
	バナナ	中 1 本	160 g	
	日本なし	中 1 個	200 g	
	りんご	中 1 個	250 g	
8 群 きのこ類	しいたけ	1 枚	15〜20 g	
	マッシュルーム	1 個	10 g	
10 群 魚介類	まいわし	一尾	100 g	
	さけ	一切れ	80 g	
	さば，さわら	一切れ	100 g	
	さんま	一尾	150 g	
	ぶり	一切れ	80〜90 g	
	まだい	一切れ	100〜120 g	
	するめいか	一ぱい	300 g	
	ちくわ	小 1 本	25 g	
11 群 肉類	鶏もも肉	1 枚	200 g	
	鶏胸肉	1 枚	200 g	
	鶏手羽先	1 本	50 g	
	鶏手羽元	1 本	50 g	
	ベーコン	1 枚	20 g	
	ロースハム	1 枚	20 g	
	ウインナーソーセージ	1 本	15〜25 g	
12 群 卵類	卵　（可食量）	1 個	50 g	
	うずら卵（可食量）	1 個	10 g	
13 群 乳類	チーズ　6P チーズ	1 個	18〜20 g	
	チーズ　スライスチーズ	1 枚	18〜20 g	

3.3　栄養価計算をしてみよう

　栄養価計算をする際には，食品成分表と電卓が必要である．食品のエネルギー量，栄養素量の電卓での求め方は次のとおりである．

求めたい

$$\boxed{食品成分表の値} \times \boxed{可食量} \div 100 = \boxed{エネルギー量・栄養素量}$$

〈栄養価計算の手順〉

① 食品ごとにエネルギー量，栄養素量を計算する．

⬇

② 料理ごとのエネルギー量，栄養素量の小計を求める．

⬇

③ 一食分のエネルギー量，栄養素量の合計を求める．

【演習】

　栄養価計算練習シート（p.44 参照）を用い，「ごはん」と「豚汁」の栄養価計算の練習をしてみよう

米 80g の栄養価の求め方（電卓の使い方）

	食品成分表の値	×	可食量	÷	100	=	エネルギー量・栄養素量	
・エネルギー	342	×	80	÷	100	=	274	kcal
・たんぱく質	6.1	×	80	÷	100	=	4.9	g
・脂質	0.9	×	80	÷	100	=	0.7	g
・炭水化物	77.6	×	80	÷	100	=	62.1	g
・食物繊維	0.5	×	80	÷	100	=	0.4	g
・カルシウム	5	×	80	÷	100	=	4	mg
・鉄	0.8	×	80	÷	100	=	0.6	mg
・食塩相当量	0.0	×	80	÷	100	=	0.0	g

位取りは食品成分表に合わせる（四捨五入する）

食品成分表 2020 年版（八訂）

米 80 g の栄養価を求めるため「食品成分表 2020 年版八訂」より米の栄養価を抜粋　　　可食部 100g あたり

食品番号	食品名	エネルギー kcal	たんぱく質 g	脂質 g	炭水化物 g	食物繊維 g	食塩相当量 g	カルシウム mg	鉄 mg
01083	［水稲穀粒］精白米　うるち米	342	6.1	0.9	77.6	0.5	0	5	0.8

エネルギー産生栄養素（たんぱく質，脂質，炭水化物）の栄養価計算について

本教科書では，従来用いられてきた「たんぱく質」，「脂質」，「炭水化物」の値を用いて栄養価を計算することとした．なお，エネルギー産生栄養素のいずれの成分を用いるかは，今後更なる検討が必要と考える．また，日本栄養改善学会から「日本食品標準成分表の改訂に伴う実践栄養業務ならびに栄養学研究等に及ぼす影響と当面の対応に関する見解」が公表されているので参照されたい．

日本栄養改善学会「日本食品標準成分表の改訂に伴う実践栄養業務ならびに栄養学研究等に及ぼす影響と当面の対応に関する見解」，下記 URL を参照．
http://jsnd.jp/img/060seibun-hyo_kaitei4.pdf

[栄養価計算練習シート]

料理名を記入

皮や骨などを除いた、実際に口に入る可食部の重さのこと。1人分の分量を記入する。正味重量ともいう

備考の欄に、どの食品を用い栄養価計算をしたかを記入しておく

水には栄養はないが水分量を把握するときは記入する

一般的には、皮をむいて食べるので、皮むき生で計算する

献立	食品名	食品番号	可食量	栄養価計算								備考
				エネルギー	たんぱく質	脂質	炭水化物	食物繊維	食塩相当量	カルシウム	鉄	
			g	kcal	g	g	g	g	g	mg	mg	
ごはん	米	01083	80									こめ [水稲穀粒] 精白米 うるち米
	水		120	0	0	0	0	0	0.0	0	0	水には栄養はないが水分量を把握するときは記入する
	小計											
豚汁	豚ばら肉	11129	30									[大型種肉] [ばら 脂身つき]
	だいこん	06134	20									だいこん 根 皮むき 生
	にんじん	06214	20									にんじん 根 皮むき 生
	うす揚げ	04040	3									油揚げ 生
	青ねぎ	06227	3									葉ねぎ 生
	だし汁	{17019 17023}	150									一般的には、かつおだし（洗節：かつおのふしともいう）か煮干しだしで計算する
	米みそ	17045	10									米みそ 淡色辛みそ
	小計											
1食分の合計												

① 料理ごとの小計を求める
② 1食分の合計を求める

献立作成の基礎を学ぶ

● Ⅱ　献立作成の基礎を学ぶ ●

第3章　献立作成に必要な基礎知識を学ぼう

1．献立作成の基礎知識を学ぼう

料理様式　調理法　味付けの方法　食品の選択　乾物の扱い（戻し率）

吸油率　行事と行事食

2．献立の組み立て方を学び，レシピを作成しよう

献立とは　献立の組み合わせ方　献立の配膳方法　献立表，レシピの作成

第4章　献立作成の手順と評価を学ぼう

1．献立作成の手順を学ぼう

献立作成の流れ　献立作成のポイント　食品と調味料の使用量

2．栄養量の評価と確認をしてみよう

栄養量の評価　献立表の栄養量の確認（1食分）　献立表の栄養量の確認（1日分）

第5章　大量調理を学ぶための基礎を身に付けよう

1．大量調理における栄養・食事管理の流れを知ろう

献立計画の流れ　期間献立表の作成　3食の配分　1回または1日の献立表の作成

（予定，実施）

2．献立計画のチェックをしてみよう

3．給食施設別献立作成を知ろう

第3章

献立作成に必要な基礎知識を学ぼう

この章で学ぶポイント

★献立を作成する上で大切なポイントをチェックしておこう.

★味付けの基本的な知識を覚えよう.

★献立作成にあたって選択する食品について学ぼう.

★基本配膳を覚え, その他の配膳方法を身に付けよう.

★献立表, レシピの読み方と書き方の基本について学ぼう.

1．献立作成の基礎知識を学ぼう

　健康を考えたおいしい献立を考えるためには自分が食べたいものではなく，対象者に喜ばれる献立を考えるようにしよう．対象者の性別や年齢，健康状態，家族構成，食嗜好，あるいは行事の日などを把握しておくと，望ましく，喜ばれる献立を立てやすい．

　また，おいしさは味覚だけではなく，**五感**（味覚，嗅覚，触覚，視覚，聴覚）で感じるものであり，料理の香りや盛り付けの美しさも大切である．

　望ましい栄養量で，栄養バランスのよい献立を考えるためには，食事バランスガイドを参考に**主食，主菜，副菜**を組み合わせる．さらに「日本人の食事摂取基準」をもとに，エネルギー量，各栄養素の量とバランス，食塩相当量などをチェックしていこう．

献立作成で大切なポイント

- 料理様式を考える．
- 調理法を知り，味付け（調味料，調味パーセント）の方法を身に付ける．
- いろいろな食品を知り，適切に使う（彩り，旬，地産地消について考える）．
- 乾物の扱い（戻し率）に慣れ，利用する．
- 吸油率を理解し，油を使った料理をうまく献立に取り入れる．
- 行事や行事食を考慮する．

1.1　料理様式

　料理様式には，和風，洋風，中国風，その他（和洋折衷，エスニック風など）がある．

　主食，主菜，副菜，汁物などの料理の種類や組み合わせを考えるときに，料理様式を和風にそろえたり，あるいは一つの献立の中に和洋中を混ぜたりするのもよい．たとえば，魚のムニエルにコーンスープをあわせなくても，みそ汁にするなど変化をもたせるとよい．

1.2　調理法

　おもな加熱調理法には，①煮る，②焼く，③揚げる，④蒸す，

表3.1　異なる調理法で魚一切れ*を調理した場合のエネルギーの違い

調理法	刺身	蒸し物	焼き物	から揚げ	ムニエル	天ぷら	フライ
副材料 （g）		ぽん酢 だいだい汁 （10 g）		小麦粉（3 g） 油（5 g）	小麦粉（3 g） バター（5 g）	小麦粉（9 g） 卵（6 g） 油（9 g） みりん（2 g）	小麦粉（3 g） 卵（6 g） パン粉（5 g） 油（12 g） マヨネーズ （12 g）
副材料計 （kcal）	0	2	0	57	49	130	230
調理品計 （kcal）	120	122	89	177	169	250	350
備考			脂質損失 47%	吸油率 8%	吸油率 8%	吸油率 11%	吸油率 16%

＊主材料の魚はますのすけ（キングサーモン）60 g；120 kcal とした．
青木三恵子編，『調理学　第1版』〈エキスパート管理栄養士養成シリーズ⑪〉，化学同人（2004），p. 103.

⑤ 炒める，⑥ ゆでる，⑦ 電子レンジの利用など，がある．調理法も重複しないように工夫する．たとえば，主菜を魚の煮付けにする場合，副菜は煮物をやめてあえ物に，主菜を揚げ物にする場合は，副菜には油を使わず，酢の物にしたりすると，味付けやエネルギー量などの偏りが少なくなるのでよい．

表3.1のように，同じ食品を用いても調理法が異なると，でき上がりの料理のエネルギー量が大きく違ってくる．料理の組み合わせをよく考えて工夫しよう．

1.3　味付けの方法

味付けが重複しないように考える．たとえば，主菜をさばのみそ煮にする場合，ぬたのようなみそ味の料理を副菜にはしない．

(1) 味の基本味

調味に際して重要なのは味覚である．味には甘味，塩味，酸味，苦味，うま味の五味があり，これを**基本味**という．そのほかに辛味や渋味，アルコール味などがある．

表3.2は，基本味の塩分と糖分について，それぞれの調味料（塩，しょうゆ，みそ，砂糖，みりん）を使うときの割合である．

塩分と糖分1％に相当するそれぞれの調味料の分量を覚えておくと，実際の調理のときに便利である．

Plus One Point

五味，五法，五色
五味（五つの味覚），五法（五つの調理法），五色（五つの彩り）を意識して調理することで，さまざまな食品を効率的に摂ることができる．

表3.2　基本調味料の塩分と糖分パーセント

基本調味料	食塩・糖質相当量	材料100 g に対する塩分・糖分1％分の分量	
塩（精製塩）	99.1％	1 g（小さじ1/6）	容量比　1
しょうゆ	うすくち 16.0％ こいくち 14.5％	6 g（小さじ1）＝塩1 g	6
みそ	淡色辛みそ 12.4％	8 g（大さじ1/2弱）＝塩1 g	9
砂糖（上白糖）	100％	1 g（小さじ1/3）	1
みりん＊	43.2％	2.3 g（小さじ1/3強）＝砂糖1 g	1

＊みりんの糖質の甘味は，砂糖に比べて弱い.
　砂糖をみりんに変えるときは2.3倍ではなく3倍重量にし，反対にみりんを砂糖にしたいときは約1/3重量にする（容量では，それぞれ約1.5倍，約2/3にする）.
松本仲子 監，『調理のためのベーシックデータ　第4版』，女子栄養大学出版部（2012），p.147 より改変.

（2）おいしさの基本濃度（調味パーセント）

　　調理の味付けには，基本的にみながおいしいと感じる適正な濃度がある．料理に対する適正な塩分と糖分の味を理解しておこう（表3.3）.

表3.3　おいしさの基本濃度（糖分・塩分パーセント）

糖分（％）	料理名	塩分（％）
8	つくだ煮	5
10〜15	しいたけ，かんぴょうの煮物	2〜3
8	さばのみそ煮，青魚の煮つけ	2
5〜6	さといもの煮つけ，いりどり	1.2〜1.5
5	白身魚の煮つけ	1.5〜2
3	豚肉のしょうが焼き	1.5〜2
5〜7	酢豚	1.2〜1.5
3〜4	さやえんどうの卵とじ	1.2
0.5〜1	炒め物，おでん	1〜1.2
	寄せ鍋のだし	1〜1.2
	うどん，そばの温かいつゆ	1.5
	即席漬	2
	お浸し，煮浸し	1
	みそ汁，けんちん汁，ソテー，ハンバーグ	0.6〜0.8
	吸い物，茶碗蒸，シチュー，ご飯物，ビーフステーキ	0.6
	オムレツ，スープ，サラダ，チャーハン	0.5
1.5	にんじんグラッセ	0.5

　　調味パーセントとは，食品の重量に対する調味料の割合をいう.

調味パーセント（％）＝ 調味料の重量（g）÷ 食品の重量（g）× 100

　　調味パーセントを計算するときは，料理により計算に用いる食品重量が異なるので注意する（表3.4）.

表3.4　調味パーセントの計算に用いる食品の重量の違い

料理	調味%の計算に用いる材料
汁物	だしの重量
煮物，焼き物，炒め物，揚げ物	食品の合計重量
一尾魚の料理	下処理後の重量
切り身魚の料理	切り身の重量
ひじき，切り干しだいこんなどの乾物	戻した後の重量

　調味パーセントが使えると，食品の重量が違っても必要な調味料の量がわかる．同じ味が再現でき，味付けの失敗をしなくなる．また，口に入れる塩分・糖分量がわかり，健康管理に役立つ．

　塩分や糖分パーセントを求める場合，味付けに使う調味料によって塩分や糖分を含む量が違うので（**表3.2**），調味料中の塩分や糖分の量を知り，塩分パーセント，糖分パーセントを求める．

> 塩分・糖分パーセント（%）＝ 調味料の中の塩分・糖分の重量（g）
> ÷ 食品の合計重量（g）× 100

例題

① ほうれん草のお浸しの塩分パーセントを計算してみよう．

14 × 14.5 / 100 ＝ 2.03

2.03 ÷ 200 × 100 ＝ 1.015

答　塩分　1.0%

ほうれん草	200 g
だし汁	15 g
こいくちしょうゆ	14 g

こいくちしょうゆの塩分　14.5%

② みそ汁の塩分パーセントを計算してみよう．

8 × 12.4 / 100 ＝ 0.992

0.992 ÷ 150 × 100 ＝ 0.66133

答　塩分　0.7%

だし汁	150 g
とうふ	30 g
カットわかめ	1 g
淡色辛みそ	8 g

淡色辛みその塩分　12.4%

注意：厳密にはだし汁，カットわかめなども塩分を含んでいる．

食塩相当量への換算
食品に含まれているナトリウム量から食塩相当量を求める．
食塩相当量（g）＝ナトリウム（mg）× 2.54 ÷ 1,000

（3）味付けのタイミング

　また，味付けにも①調理前，②調理中，③調理後などのタイミングがあり，それぞれの段階で行う．

　①は下味を付ける（おもに肉や魚に塩やこしょう，しょうゆ，酒など），②は材料の内部に味を浸透させる〔このときは，砂糖（さ），塩（し），酢（す），しょうゆ（せ），みそ（そ）の順に入れる〕，③は味や風味，香りを付ける（しょうゆやわさび，レモンなど）ためで，目的が

違うので，味付けのタイミングや方法を身に付けておくようにしよう.

(4) うま味の利用

うま味成分にはグルタミン酸，イノシン酸，グアニル酸といったものがあり，さまざまな食品に含まれている（**表3.5**）. うま味を利かせると，低塩分の料理でも高い満足感が得られる. 将来の生活習慣病予防のためにも，うま味を活用した，減塩のおいしい献立を立てたい.

表3.5　うま味成分と多く含む食品

アミノ酸	グルタミン酸	こんぶ，チーズ，トマト（野菜），緑茶など
核酸	イノシン酸	煮干し，かつお節，さば，牛肉，豚肉など
	グアニル酸	干しシイタケ
有機酸	コハク酸	貝類

うま味物質は単独で使うよりも，グルタミン酸とイノシン酸やグアニル酸を組み合わせることで，うま味が飛躍的に強くなることがわかっている（**表3.6**）. これを**うま味の相乗効果**といい，料理に経験的に応用されてきた. たとえば，日本料理のだしでグルタミン酸を多く含む昆布と，イノシン酸が多いかつお節を使うのはそのためである.

表3.6　うま味の相乗効果

混合割合			呈味強度
グルタミン酸 Na	イノシン酸 Na	グアニル酸 Na	
1	0	0	1
1	0.01	0	2.0
1	1	0	7.5
1	0	0.01	5.5
1	0	1	30.0

1.4　食品の選択

(1) 彩り

食欲をそそり，おいしく感じる色は一般に暖色系（赤，橙，黄）といわれる. 反対に青，紫，灰色などの寒色系は食欲を減退させるといわれる.

献立に**五色**（赤，黄，緑，白，黒色）を取り入れると，みた目が美しく，食欲も刺激される. 栄養バランスも取りやすいので，工夫して取り入れよう（**表3.7**）.

表3.7　五色の食品の例

五色	食品の例
赤	トマト，にんじん，さけ
黄	卵，かぼちゃ，とうもろこし
緑	ほうれん草，ブロッコリー，きゅうり
白	ご飯，だいこん，豆腐
黒	黒ごま，ひじき，海苔

(2) 食品の旬と地産地消

旬とは「魚介類，野菜，果物などの，最も味のよい出盛りの時期」のことをいう．

四季がある日本では季節ごとに食べ頃を迎える食品があり，それを旬のものと呼ぶ．旬の食べ物は安価で，新鮮で栄養価も高い．食事から季節を感じ，自然の恵みに感謝する気持ちを大切にしたい．しかし，最近は周年栽培される野菜が多く出回っている．

また，地元で取れる野菜，作り手のわかる安心な野菜や食品の購入をはかり，献立に生かしていきたい．

① 野菜の旬

春：鮮やかな緑色をしていて，新芽や芽吹きの香りが春の訪れを感じさせてくれる．

> アスパラガス　独活　春キャベツ（新キャベツ）　春レタス　グリーンピース　クレソン　さやえんどう　スナップえんどう　せり　セロリ　そら豆　たけのこ　新たまねぎ　蕗　など

夏：ほてった体を冷やしてくれる．

> いんげん　枝豆　オクラ　大葉　南瓜（かぼちゃ）　きゅうり　ゴーヤ（にがうり）　ししとう　ズッキーニ　つるむらさき　とうがらし　とうがん　とうもろこし　トマト　なす　にんにく　みょうが　モロヘイヤ　ピーマン　高原レタス　など

秋：実りの秋

> 春菊　チンゲン菜　カリフラワー　ブロッコリー　しいたけ　しめじ　まいたけ　マッシュルーム　牛蒡　たまねぎ　にんじん　さつまいも　さといも　じゃがいも　長いも　大和いも（いちょういも）　など

👆 **覚えておこう**

地産地消
国内の地域で生産された農林水産物（食用に供されるものに限る）を，その生産された地域内において消費する取組み．

旬の食べ物
野菜それぞれや産地などにより旬の時期が違うこともあるが，野菜と魚は大きく四季で分けている．

周年栽培
季節に関わりなく，年間を通じて行う栽培．

53

冬：根菜が体を温めてくれる.

> 小松菜　ねぎ　にら　ほうれん草　みず菜　白菜　カリフラワー　ブロッコリー　菜の花　かぶ　だいこん　れんこん　ゆり根　など

② 果物の旬（表 3.8）

表 3.8　果物の旬

月	1	2	3	4	5	6	7	8	9	10	11	12
いちご	○	○	○	○	—							—
他の柑橘(かんきつ)	—	○	○	○								
びわ				—	○	◎						
さくらんぼ					—	◎	○					
メロン					○	◎	○					
すいか					—	○	◎	○				
あんず						○	◎					
すもも							—	◎	—			
もも							◎	◎	—			
ぶどう							—	○	○			
いちじく								○	○	—		
日本梨								○	◎	—		
西洋梨									—	—	◎	—
くり									◎	◎		
かき										◎	○	—
りんご	—	—	—	—	—					○	○	—
みかん	—	—								—	○	◎

◎最盛期
ハウスと露地栽培では旬が異なる場合もある.

③ 魚の旬

養殖や冷凍技術の進歩により，1 年中食べることができる魚も増えているが，旬の時期に食べる魚介類はうま味も格別で，価格も安くなる.

春（3 月〜5 月）

> あいなめ　いさき　うるめ　かつお　ます　きす　さわら　とびうお　やりいか　ほたるいか　伊勢えび　するめいか　たこ　あさり　しじみ　はまぐり　など

夏（6 月〜8 月）

> 黒鯛　鯵(あじ)　あなご　鮎(あゆ)　いさき　鰯(いわし)　鰻(うなぎ)　かじきまぐろ　鱚(きす)　鯒(こち)　太(た)刀魚(ちうお)　鱧(はも)　はまち　ひらまさ　あおりいか　するめいか　車えび　あわび　さざえ　うに　など

秋（9月～11月）

> 甘鯛（ぐじ）　鮎（あゆ）　かじきまぐろ　鰹（かつお）　かます　鰈（かれい）　かんぱち　金目鯛
> 黒鯛（こち）　鯒　さより　秋刀魚（さんま）　しまあじ　さば　太刀魚　鯛　鮪（まぐろ）　など

冬（12月～2月）

> 甘鯛（ぐじ）　石鯛　鰈（かれい）　かわはぎ　しまあじ　さば　ひらめ　ぶり
> 鮪（まぐろ）　わかさぎ　牡蠣（かき）　蛤（はまぐり）　甘えび　たらばがに　たこ　なまこ　など

1.5　乾物の扱い（戻し率）

(1) 乾物とは

乾物は食品を乾燥させて水分を抜いたもので，ひじき，干ししいたけ，切り干しだいこんなどがあり，昔から使われてきた伝統的な日本の食品である．

乾燥の最大のメリットは，保存性が高まることである．水分が減ると細菌などの繁殖が抑えられ，長期保存が可能になる．乾物は缶詰同様，いざというときには非常食としても役立つ．

(2) 乾物の栄養価

天日乾燥することで食品のうま味や香り，栄養価も上がる．生だいこんと切り干しだいこん 100 g あたりの栄養成分を比較すると，エネルギーは約 17 倍，食物繊維は約 16 倍，カルシウムは約 22 倍，鉄分は約 16 倍など，含有量が大幅に増える（**図 3.1**）．また，しいたけは天日干し

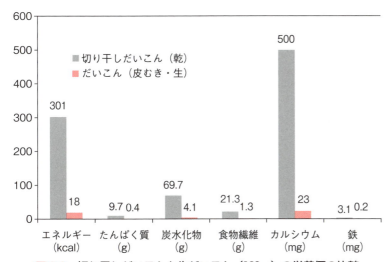

図 3.1　切り干しだいこんと生だいこん（100 g）の栄養価の比較

参考：日本食品標準成分表 2015 年版（七訂）．

にするとビタミンDが約8倍にもなり，カルシウムの吸収を助ける働きが増す．

(3) 乾物の戻し率

戻し率とは，乾物を戻したときに重量がもとの重量の何倍になっているかを調べたもので，同じ食品でも種類によって違うので注意する（**表3.9**）．

表3.9　乾物の戻し率

食品	戻し率	戻し方
干しうどん	3倍	たっぷり（麺の10倍）の沸騰湯でゆでる
干しそば	2.5倍	たっぷり（麺の10倍）の沸騰湯でゆでる
そうめん	3倍	たっぷり（麺の10倍）の沸騰湯でゆでる
冷や麦	2.5倍	たっぷり（麺の10倍）の沸騰湯でゆでる
スパゲッティ	2.5倍	たっぷり（麺の10倍）の塩分1％の沸騰湯でゆでる
マカロニ	2倍	たっぷり（麺の10倍）の塩分1％の沸騰湯でゆでる
ビーフン	3倍	たっぷり（麺の10倍）の湯でゆでる
塩蔵わかめ	1.5倍	さっと洗って塩を落とし，水に10分浸す
カットわかめ	12倍	水に5分浸す
こんぶ	3倍	水に15分浸す
ひじき	5倍	水に20〜30分浸す
棒寒天	10倍	よく洗い適当な大きさに割り，10〜30分水に浸す
糸寒天	10倍	たっぷりの水に30分浸す
きくらげ	7倍	水に20分浸す
干ししいたけ	5倍	よく洗ってゴミを除き，冷蔵庫で3時間〜半日，水に浸す
小豆	2.5倍	たっぷり（豆の5倍）の水でゆでる
大豆	2倍	ボール内の水で数回洗い，豆の4倍量の水に6時間浸す
高野豆腐	6倍	50℃の湯に10分浸し，中まで十分戻ったら，白い濁り水が出なくなるまで押しすすぎ，軽く押し絞る
切り干しだいこん	4.5倍	さっと洗ってゴミを除き，水に約15分浸す
緑豆はるさめ	4倍	はるさめの5倍量の沸騰湯で1分ゆで，蓋をして5分蒸らす
かんぴょう	7倍	水洗いしてから水煮する（爪で切れるくらいまで軟らかくなるように）

フライによるエネルギーの増加

えび（70g）をフライにすると，何 kcal のエネルギーがプラスされるだろうか．

油100gあたりのエネルギー量は921 kcal．吸油率を10％とすると，

921 × 70 × 0.1 ÷ 100
＝ 64.47　　答　64 kcal

64 kcal がプラスされる．

油大さじ1のエネルギーは

油大さじ1（12g）＝ 111 kcal
これは，ご飯約1/2杯分（65g）
＝ 109 kcal に相当する．

1.6　吸油率

運動量の少ない生活の中で，エネルギーの摂り過ぎが問題となっている．油を使った料理は利点も多い反面，エネルギーが過剰になりやすいので，油の使い過ぎに注意する．

揚げるときに材料が吸い込む油の割合（**吸油率**）は揚げ物の種類によって異なるので（**表3.10**），特徴を理解して上手に利用する．

吸油率の計算方法は，

> 吸油率（％）＝ 吸油量（g）÷ 揚げる前の材料の重量（g）× 100

表 3.10　揚げ物の吸油率

種類	吸油率（%）	衣
素揚げ	3〜5	なし
から揚げ	5〜8	かたくり粉　または　小麦粉
フライ	10〜15	小麦粉，卵，パン粉
天ぷら	15〜20	小麦粉，卵

＊かたくり粉よりも小麦粉の方が吸油率が高い．乾燥パン粉よ
りも生パン粉の方が吸油率が高い．

　吸油量は衣の量が多いほど多くなる．天ぷらの中でもかき揚げは衣が
厚く，表面積も大きいので，吸油量が最も多い．また，油の温度が低過
ぎたり，表面積の大きい切り方ほど吸油量が多くなる（表 3.11）．
　市販の揚げ物は吸油量が多いので，利用する場合は気を付ける（表 3.
12）．吸油量の計算方法は

> 吸油量（g）＝ 揚げる前の材料の重量（g）× 吸油率（%）/100

表 3.11　切り方の違いによる吸油率の違い

じゃがいもの切り方	吸油率（%）
せん切り	6
拍子木切り	4
くし形切り	2

表 3.12　市販冷凍食品の吸油率

種類	吸油率（%）
白身魚フライ	27
えびフライ	25
とんかつ	21
野菜コロッケ	16
いかリングフライ	8
フレンチフライポテト	6
チキンナゲット	2

市販品は衣の重さがわからないので，「素材＋衣」
100 g に対する吸油率となっている．

1.7　行事と行事食

　食事は生きるために必要であるだけでなく，日々の楽しみでもある．ふだんの日常（褻，ケ）の食とは異なる特別の日，行事の日（晴れ，ハレ）の食は，とくに楽しみである．

　季節ごとの年中行事や人生の節目に行われる行事，およびそのときに食べる特別な料理（**行事食**）（**表 3.13**）には，季節を感じる旬の食品を取り入れたものが多く，また家族の幸せや健康を願う意味が込められている．昔から伝わる「食の知恵」も学んでいきたい．

表 3.13　**年中行事と行事食**

月	行事	日	行事食
1 月	正月 人日 鏡開き 小正月 二十日正月	1 日〜7 日 7 日 11 日 15 日 20 日	おせち料理　雑煮　お屠蘇 七草粥 おしるこ 小豆粥 小豆粥
2 月	節分 初午	3 日 6 日	福豆　恵方巻き　鰯 いなり寿司
3 月	桃の節句 彼岸	3 日 17〜23 日	ちらし寿司　蛤の吸い物 白酒　菱餅　ひなあられ ぼた餅
4 月	花祭り 花見	8 日	甘茶 花見団子
5 月	端午の節句	5 日	柏餅　ちまき
6 月	夏至	21 日	たこ（関西地方）
7 月	七夕 お盆 土用の丑の日	7 日 15 日 30 日	そうめん 精進料理　そうめん　型菓子 鰻の蒲焼き　土用餅　土用しじみ　「う」のつく食べ物
8 月	お盆（月遅れ）	15 日	精進料理　そうめん　型菓子
9 月	重陽の節句 十五夜 彼岸	9 日 15 日 19〜25 日	菊酒　栗ごはん 月見団子　里いも　栗ごはん　豆 おはぎ
10 月	十三夜	13 日	月見団子　栗ごはん　豆
11 月	七五三	15 日	千歳飴
12 月	冬至 大晦日	21 日 31 日	かぼちゃ　小豆粥 年越しそば

2．献立の組み立て方を学び，レシピを作成しよう

2.1　献立とは

　料理の種類や調理法などを組み立てたものが**献立**であり，栄養士・管理栄養士が栄養管理を行う上で大切な資料となるものである．私たちは，毎日，３度の食事をとっている．毎日毎回同じものを食べていたのでは飽きてしまう．また，摂取する栄養も偏ってしまう．健康に過ごすために必要なエネルギーや栄養素を摂取し，使用する食品や調理法を考え，**献立を作成**する（**図3.2**）．

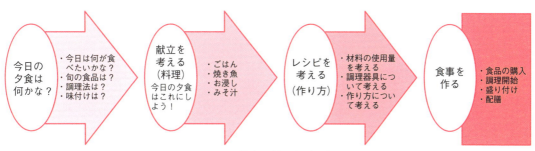

図3.2　献立の考え方（一例）

2.2　献立の組み合わせ方

　献立を作成するためには，まず主食と副食の正しい組み合わせを知ることが必要になる．

　さまざまな組み立て方があるが，主食に副食の主菜１品，副菜２品と汁物を組み合わせると**一汁三菜**（汁物１品とおかず３品）といわれる．献立は「主食，主菜，副菜，汁物，（デザート）」で構成されていることを，まず覚えておこう（**図3.3**）．ただし，献立内容によって，組み合

献立

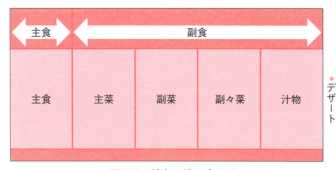

図3.3　献立の組み合わせ

＊デザートは果物を中心に１日１回程度にする．

わせの応用がある（p. 61～63 参照）.

〈主食〉

① **主食**

主食とは，炭水化物を多く含み，エネルギーのおもな供給源であり，ごはんやパン類，麺類などの料理のことである.

〈副食〉

副食とはおかずのことで，たんぱく質，脂質，無機質，ビタミンのおもな供給源であり，さらに主菜，副菜，汁物，（デザート）などに分類される.

② **主菜**

肉類，魚介類，卵類，大豆・大豆製品などのたんぱく質を多く含み，メイン料理となるおかずである.

③ **副菜（副々菜）**

野菜類，いも類，海藻類，きのこ類などが使われ，ビタミンやミネラル，食物繊維が多く含まれる. これらは，小鉢や付け合わせとして盛り付けるおかずである. また副菜は，主菜の味とバランスのよいものを考えるようにする.

④ **汁物**

みそ汁，すまし汁，スープなどがある. 食欲を増進させ，水分補給をするための役割をもつ. **汁物**を献立に加えることによって，旬の食品を使用して季節感を表し，献立を豊かにすることができる. 汁物は，他の料理と調和する味付けや具を選ぶことが大切である

⑤ **デザート**

果物を中心に 1 日 1 回程度にする. 食後の楽しみとして提供し，不足する栄養素を補う役割ももつ. 不足している栄養素や材料費を考慮して，必要ならば献立に組み合わせるようにする.

2.3　献立の配膳方法

料理をトレーやテーブルに配置することを**配膳**と呼び，配膳は，献立内容によって異なる. まずは，基本配膳の配置を覚えよう.

⑴ 基本配膳

図 **3.4** は，主食，主菜，副菜（副々菜），汁物，（デザート）が 1 品ずつ配膳された料理である. この配膳方法が基本となる.

次に，基本配膳以外の配膳方法をみてみよう. 料理の種類によって配膳が変化することがわかる.

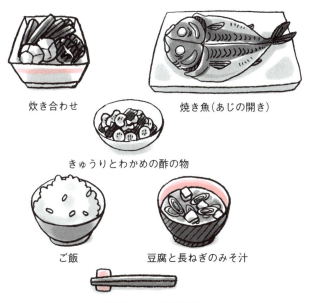

炊き合わせ　　　　　焼き魚（あじの開き）

きゅうりとわかめの酢の物

ご飯　　　　　　豆腐と長ねぎのみそ汁

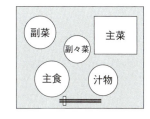

図 3.4　基本配膳図

(2) その他の配膳方法

　① 主菜と副菜（メイン料理と付け合わせ）が１品に供された料理の配膳
　肉類や魚介類である主菜と野菜類などの副菜が一つのお皿に供された
料理と，主食，副菜，汁物で構成された配膳である（図 3.5）．一皿に
主菜と副菜の付け合わせが盛り付けられた料理（えびフライとサラダが
盛り付けられた料理），主菜と副菜が混ざっている料理（酢豚や肉じゃ

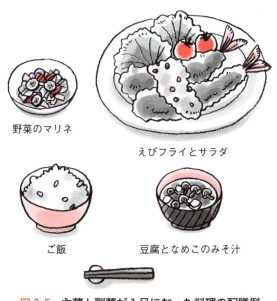

野菜のマリネ

えびフライとサラダ

ご飯　　　　　　豆腐となめこのみそ汁

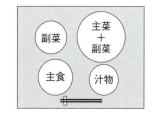

図 3.5　主菜と副菜が１品になった料理の配膳例

61

がなど）がこれにあてはまる．

② **主菜と副菜，汁物が1品になった料理の配膳**

主菜（肉類，魚類など），副菜（野菜類など），汁物で一つになった料理と，主食，副菜，（デザート）で構成された配膳である（図3.6）．ビーフシチューや鍋物などがある．

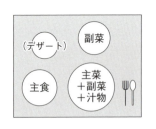

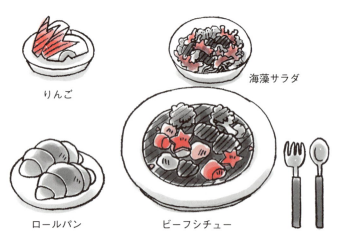

りんご

海藻サラダ

ロールパン　　　ビーフシチュー

図3.6　主菜と副菜，汁物が1品になった料理の配膳例

③ **主食と主菜，副菜が1品になった料理の配膳**

主食（ご飯など），主菜（肉類，魚類など），副菜（野菜類など）が1品になった料理と副菜，汁物，（デザート）で構成された配膳である（図3.7）．カレーライスや親子丼，ロコモコ，スパゲティ，焼そばなどがある．

④ **麺類料理の配膳**

麺類料理と副菜，（デザート）で構成された配膳である（図3.8）．

(3) 料理の盛り付け

料理の盛り付けについても注意する．おいしい料理ができ上がっても，雑に盛り，みた目がよくない盛り付け方にすると料理のおいしさも半減してしまう．

そこで，盛り付けには料理をおいしくみせ，食べやすく盛る工夫が必要となる．おいしくみせるためには彩りよく盛り付け，ご飯，煮物，あえ物（小鉢類）は立体感を出すように器に中高に盛ると美しくみせるこ

 覚えておこう

中高に盛る
中央部が盛り上がり，周囲が低くなるように盛ること．

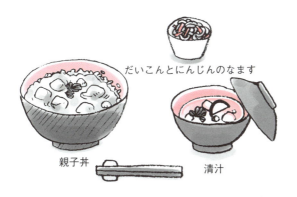

だいこんとにんじんのなます

親子丼　　　清汁

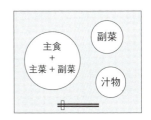

図3.7　主食と主菜，副菜が1品になった料理の配膳例

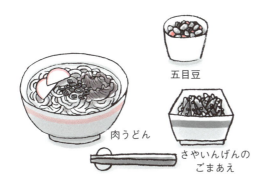

五目豆

肉うどん

さやいんげんの
ごまあえ

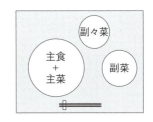

図3.8　麺類料理の配膳例

とができる．

　主菜の付け合わせは，和食の場合は主菜の手前に添え，西洋料理では主菜の向こう側に添える．中国料理では中心に主菜を盛り，付け合わせは主菜のまわりに添えることが基本となる（図3.9）．

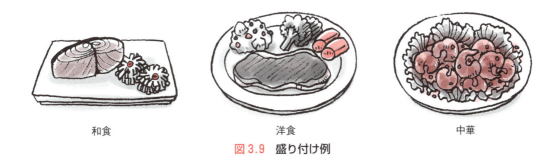

和食　　　　　　　　洋食　　　　　　　　中華

図3.9　盛り付け例

Plus One Point

献立表，レシピの名称

献立表やレシピは，病院や学校，事業所などの施設で，さまざまな呼び方や使われ方がされている．たとえば献立表は，献立書，品書きなどという名前でも使われる．

2.4　献立表，レシピの作成

献立には，**献立表（メニュー）** と**レシピ**の2種類の表示方法がある．

(1)「献立表」と「レシピ」の違い

「献立表（メニュー）」は，主食，主菜，副菜など，1回または1日に食べる料理の内容を示したもので，料理名，使用食品名と栄養価を表示した食事の計画書のことである．料理の全体を把握するために必要である．

「レシピ」は，食品や調味料の使用量，作り方を示した調理法や調理操作，作業手順などを含めた調理をするための手順書である．

食事の計画には，献立表（メニュー）もレシピもどちらも必要である．

(2) 献立表の書き方

献立表（メニュー）は料理名と使用している食品名や栄養価が書かれた食事の計画書のことで（図3.10），1日単位や1週間単位，1か月単位などでまとめて作られている．

日付	△月□日	△月□日	△月□日
昼食	・ごはん ・肉じゃが ・小松菜のごま和え ・油揚げとわかめのみそ汁 〈栄養価〉 エネルギー●● kcal たんぱく質● g 脂質○ g 炭水化物○○ g 食塩相当量○○ g	・パン ・煮込みハンバーグ （粉ふきいも，にんじんのグラッセ） ・シーザーサラダ ・玉ねぎスープ 〈栄養価〉 エネルギー●● kcal たんぱく質● g 脂質○ g 炭水化物○○ g 食塩相当量○○ g	・スパゲティナポリタン ・コールスロー ・ポテトポタージュスープ 〈栄養価〉 エネルギー●● kcal たんぱく質● g 脂質○ g 炭水化物○○ g 食塩相当量○○ g

図 3.10　昼食の献立表（一例）

一般に，献立表には日付，献立名，栄養価を記入する．

献立表を記入するポイントは，献立名を主食，主菜，副菜，汁物，（デザート）の順番で記入することである．栄養価については，すべての栄養価を表記するのではなく，必要な栄養素のみを記入する場合もある．

⑶ レシピの書き方

　レシピは，食品や調味料が書かれた材料の部分（材料表）と，調理工程が書かれた部分（作り方）に分かれる．レシピは，誰がみてもその料理が作れるように作成しなければならない．誤字，脱字がなく，わかりやすい表現にする．

　レシピの書き方のポイントを次に示す．

【書き方のルール】

　① 材料表

- 何人分のレシピか書く．通常は１人分，２人分，４人分の分量を書く．または作りやすい分量（○個分など）で書く．

- 材料は，１種類ごとに改行しながら書く．

- 主材料，副材料，付け合わせの材料，調味料の順番に書く．さらに各材料の重量，あるいは作り方の順番に合わせて書く．

- 使用する材料は略さずに，一般名称で書く．

- 肉は，種類と部位と形状を書く．魚は，１尾魚か，切り身か３枚おろしの状態なのか，具体的に書く．

- 乾物は，乾燥している状態の重量を書く．冷凍食品を使用する場合は，必ず「冷凍」または「冷」とつけておく．たとえば冷凍のほうれん草であれば「冷凍ほうれん草」または「（冷）ほうれん草」と書く．

- 調味料は重量で書く．少量の調味料も「少々」とは書かずに必ず重量で書く．下味に使う調味料は，主材料の次にカッコでくくる．

　② 作り方

- わかりやすい手順で書く．下処理から書き，作業の流れにそって簡潔に書く．

- 材料の下味，調理器具，加熱時間や火加減，温度などを細かく書く．

- 材料表と作り方を確認して，材料や手順などが抜けていないか確認する．

次に，正しいレシピと書き方のポイントを示す．

このレシピを参考に，演習①，演習②のレシピを修正してみよう．

料理名：白菜のすき焼き煮

〈材料〉①（2 人分）

② 牛肉ロース肉（薄切り）　140 g

白菜　160 g

玉ねぎ　40 g

葉ねぎ　5 g

A〔砂糖　4 g　酒　③1.5 g　〕

B〔酒　20 g　こいくちしょうゆ　25 g　砂糖　6 g　みりん　6 g〕

水　50 ml

〈作り方〉

1．牛肉にAをまぶす．④鍋にBを入れて煮立て，牛肉を加えて，混ぜながら中火で煮る．色が変わったら，牛肉を取り出す．

2．⑤白菜は縦半分に切って重ね，横 1 cm 幅に切る．玉ねぎは横 1 cm 幅の半月切りにする．

3．煮汁に水 50 ml を足し，煮立てる．玉ねぎ，白菜の芯，葉の順番に入れ⑥蓋をして弱火で 10 分ほど煮る．

4．野菜を端に寄せて牛肉を戻し入れ，温めてから器に盛り，斜め薄切りにした葉ねぎを添える．

【レシピの書き方のポイント】

① 必ず何人分を作るのか記入する．

② 牛肉の部位や形状を書き入れる．牛肉にはばら肉やもも肉，サーロインなどさまざまな部位がある．「牛肉」だけでは，どの部位を必要としているのかわからない．

③「少々」とは記入しない．必ず重量を書き入れる．

④ 調理に使用する調理器具を書き入れる．

⑤ 具体的な材料の切り方を書いておく．

⑥ 煮る時間や条件を書く．

【演習①】

　次のレシピには，修正しなければならない部分が５か所ある．修正部分に線を引き，線の下に番号（①〜⑤）を入れ，修正が必要な理由を書いてみよう．

料理名：ほうれん草と卵のグラタン風

〈材料〉（２人分）

ほうれん草　100 g

じゃがいも　100 g

卵　50 g

A〔固形ブイヨン　3.5 g，牛乳　200 ml，こしょう　少々〕

バター　25 g

塩　0.2 g

こしょう少々

チーズ　40 g

〈作り方〉

1．鍋に水を入れて沸騰させ，ほうれん草を入れ，ゆでて水にとり，水気を絞って切る．卵はゆで卵にしておく．

2．じゃがいもは薄く切り，さっと水洗いして鍋に入れる．Aを加えて軟らかく煮る．

3．ほうれん草をバターで炒めて塩，こしょうで調味する．

4．耐熱容器に２を入れ，３と輪切りにしたゆで卵をのせてチーズをのせ，オーブンで15〜20分焼く．

【修正が必要な理由】

①

②

③

④

⑤

　修正したレシピを次ページに示す．自分の解答と見比べてみよう．

【演習①の答（一例）】

料理名：ほうれん草と卵のグラタン風

〈材料〉（2人分）

ほうれん草　100 g

じゃがいも　100 g

卵　50 g

A〔固形ブイヨン　3.5 g　牛乳 200 ml　① こしょう　0.01 g〕

バター　25 g

塩　0.2 g,

① こしょう　0.01 g

チーズ　40 g

〈作り方〉

1．鍋で沸騰させた湯の中にほうれん草を入れ，ゆでて水にとり，水気を絞って② 4〜5 cm の長さに切る．卵はゆで卵にしておく．

2．じゃがいもは③ 皮をむいて薄い輪切りにし，さっと水洗いして鍋に入れる．A を加えて軟らかく煮る．

3．④ フライパンにバターを溶かし，ほうれん草を加えて炒め，塩，こしょうで調味する．

4．耐熱容器に 2 を入れ，3 と輪切りにしたゆで卵をのせてチーズをのせ，⑤ 200 ℃のオーブンで 15〜20 分焼く．

【修正が必要な理由】

① こしょうは少々とは書かずに重量で書く．

② どれくらいの長さや幅で切るのか，具体的に書く．

③ 皮をむくなど，下処理の操作が必要な場合は書く．

④ 使用する調理器具を書く．

⑤ オーブンの加熱条件（温度と時間）を必ず書く．

【演習②】

　次のレシピには，修正しなければならない部分が5か所ある．修正部分に線を引き，線の下に番号（①〜⑤）を入れ，修正が必要な理由を書いてみよう．

料理名：豚汁

〈材料〉

豚肉　20 g
ごぼう　20 g
だいこん　10 g
こんにゃく　10 g
にんじん　5 g
葉ねぎ　2 g
サラダ油　少々
だし汁　200 ml
みそ　9 g

〈作り方〉

1．豚肉は2〜3 cm幅に切る．
2．ごぼうはよく洗い，皮をこそげ5 mm厚さの斜め切りにし，水につけてアクを抜く．こんにゃくは一口大にちぎり，下ゆでする．だいこんとにんじんは皮をむき，3 mm厚さのいちょう切り，葉ねぎは5 mm厚さの小口切りにする．
3．サラダ油を熱し，豚肉を炒める．豚肉の色が変わったら，ごぼう，だいこん，こんにゃく，にんじんを加えて炒め，だし汁を入れる．煮立ったらアクを取り煮る．
4．野菜が軟らかくなったら，みそを溶き入れ，葉ねぎを加え器に盛る．

【修正が必要な理由】

①
②
③
④
⑤

修正したレシピを次ページに示す．自分の解答と見比べてみよう．

【演習②の答（一例）】

料理名：豚汁

〈材料〉① （2 人分）
② 豚肉（もも薄切り肉）　20 g
ごぼう　20 g
だいこん　10 g
こんにゃく　10 g
にんじん　5 g
葉ねぎ　2 g
③ サラダ油　2 g
だし汁　200 ml
みそ　9 g

〈作り方〉
1．豚肉は 2〜3 cm 幅に切る．
2．ごぼうはよく洗い皮をこそげ，5 mm の厚さの斜め切りにし，水につけてアクを抜く．こんにゃくは一口大にちぎり，下ゆでする．だいこんとにんじんは皮をむき，3 mm 厚さのいちょう切り，葉ねぎは 5 mm 厚さの小口切りにする．
3．④ 鍋にサラダ油を熱し，豚肉を炒める．豚肉の色が変わったら，ごぼう，だいこん，こんにゃく，にんじんを加えて炒め，だし汁を入れる．煮立ったらアクを取り，⑤ 中火にして 15 分ほど煮る．
4．野菜が軟らかくなったら，みそを溶き入れ，葉ねぎを加え器に盛る．

【修正が必要な理由】
① 何人分のレシピか記入する．
② 肉の部位や形状を書く．
③ 必ず重量を書き入れる．
④ 使用する調理器具を書く．
⑤ 火加減と加熱時間を記載する．

第4章

献立作成の手順と評価を学ぼう

この章で学ぶポイント

★実際に献立を立てる手順を学ぼう.

★献立表は, 材料や調味料の使用量だけでなく, 調理法も同時に表していることを覚えておこう.

1．献立作成の手順を学ぼう

　第3章で学んだ献立作成の基礎をもとに，この章では，献立作成の手順について学ぶ．

　献立を作成する際は，まず，対象者の特性・嗜好性や栄養状態を考え，献立に変化をもたせるために季節や旬の食品などを取り入れるとよい．また，年中行事食や郷土料理などを調べ活用すると食事の楽しさも増す．

1.1　献立作成の流れ

　まず初めに主食を決め，主菜，副菜，副々菜，汁物を決める（図4.1）．

　主菜は，主材料（魚，鶏肉，豚肉，牛肉，卵，大豆・大豆製品），調理方法（焼く，煮る，揚げるなど），料理様式（和食，洋食，中華など）の順に決める．表4.1に主菜の展開例を示す．料理はたくさんあるので，表4.1に料理を追加して自分の表を作っておくとよい．

【演習】

　表4.1の①〜⑤の空欄に入る料理を考えて埋めてみよう．

👆 覚えておこう

主食
おもにごはん，パン，麺などで炭水化物を多く含み，主要なエネルギー源となる．

主菜
肉，魚，卵，大豆・大豆製品などで，おもにたんぱく質源となる．

表4.1　主菜の展開例

調理方法 ＼ 主材料	魚	鶏肉	豚肉	牛肉	ひき肉	卵
生	（①　　　　）カルパッチョ					
焼く 炒める	焼き魚 みそ焼き	照り焼き	しょうが焼き 回鍋肉（ホイコーロー）	ステーキ 青椒肉絲（チンジャオロースー）	（②　　　　）麻婆豆腐	だし巻き卵 オムレツ
煮る 煮込む	アクアパッツァ ブイヤベース	筑前煮 トマト煮	角煮 ポトフ	すきやき （③　　　　）	ロールキャベツ	卵とじ 煮卵
揚げる	天ぷら 南蛮漬け	（④　　　　）竜田揚げ	酢豚 とんかつ	カツレツ	肉団子	スコッチエッグ
蒸す ゆでる	酒蒸し	棒棒鶏（バンバンジー）	蒸し豚	しゃぶしゃぶ	焼売 水餃子	エッグベネディクト
オーブン	オーブン焼き	ローストチキン	ローストポーク	ローストビーフ	ミートローフ	キッシュ
ごはん 麺	寿司 にしんそば	炊き込みご飯 親子丼	（⑤　　　　）焼きそば	牛丼 ハヤシライス	タコライス 担担麺	天津飯 小田巻蒸し

※大豆・大豆製品が主菜の主材料となることもある．

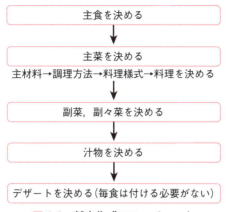

図4.1　献立作成フローチャート

覚えておこう（表4.1）

エッグベネディクト
イングリッシュ・マフィンやパンに，ハム，ベーコン，ポーチドエッグなどをのせて，オランデーズソースをかけた料理．

小田巻蒸し
中にうどんを入れた大きめの茶わん蒸し．おだまきは麻糸を丸く輪に巻いたものを意味する．

1.2　献立作成のポイント

　献立がワンパターン化しないように，献立を作成する際に気を付けるべきポイントを次にあげる．

(1) 調味方法が重ならないようにする

　甘味，塩味，酸味，苦味，うま味，辛味を組み合わせて，1食でいろいろな味を味わえるようにする．主菜と副菜の組み合わせでは，たとえば，煮魚と煮物よりは煮魚と酢の物の組み合わせの方がおいしく食べられる．

(2) 食品の選択により，彩りや食感に変化をもたせる

　食感の異なる食品を組み合わせ，料理に変化をもたせると，より満足感が与えられる．

　また食欲をそそるために，みた目からもおいしさが感じられることは重要である．献立を立てるときに，全体の彩りを考えて使用する食品を決める．その際には簡単なカラーのイラストを描きながら考えるとよい．

(3) 調理方法の組み合わせに注意する

　主菜も副菜も油を使った料理の組み合わせにすると味が単調になり，脂質量が多くなり，必然的にエネルギー摂取量も過剰となる．調理法の組み合わせに注意する．

(4) おいしさが想像できるような料理名を付ける

　料理名に，使用した主材料および調理方法が表されていると料理を想像しやすくなる．たとえば，「ごはん，焼き魚，あえ物，みそ汁」よりは，「ごはん，さんまの塩焼き，菜の花の辛子あえ，豆腐とわかめのみそ汁」の方が，おいしさを伝えることができる．使用材料をすべて表す必要はない．おいしそう，食べたいと思ってもらえる料理名を付けるとよい．

(5) 大量調理の場合，調理機器・作業の重複がないようにする

　　給食などの大量調理の場合，施設の調理機器を考え，調理作業が重ならないかを確認しておく．たとえば加熱作業では，加熱機器が重ならないように作業工程を考える（第 5 章参照）．

1.3　食品と調味料の使用量

　　献立が決まると，食品構成表を参考に（第 5 章参照），1 人分の使用量を決める．20 歳女性を対象とした献立の使用量と調味パーセントを**表 4.2** に示す．

　　市販のレシピ集を参考にする場合は，必ず試作して調味料の使用量を確認する．ふだんから料理の調味パーセント（第 3 章参照）を求めておくことが望ましい．ただし，家庭用の少量調理と給食の大量調理では，調味料の使用量が異なることがあるため注意する．

覚えておこう

大量調理の調味料の使用量
大量調理では家庭用の少量調理よりも，調味料の使用割合が 1 〜 2 割少なくなることがある．

表 4.2　献立の使用量（20 歳女性対象）とおもな調味パーセント

献立構成	使用量	調味パーセント
主食	米：65〜80 g	
主菜	肉・魚：70〜80 g	〔塩分〕材料の 0.8〜1.2%（うち，下味 0.4%）
副菜，副々菜	110〜120 g	〔塩分〕材料の 0.6〜0.7%
汁物	具材：20〜30 g 液量：120〜150 g	〔塩分〕液量の 0.6〜0.7%
デザート （寄せ物）	70〜100 g	〔糖分〕液量の 7 〜 8 % 液量の 2 %前後（ゼラチン），0.8%（粉寒天）

調味パーセント：第 3 章，p.50，51 参照．

2．栄養量の評価と確認をしてみよう

2.1　栄養量の評価

　　献立が決まったら，栄養価を計算する．このとき，料理ごとの小計を算出し，1 食分または 1 日分の合計を算出する．栄養量の評価は，食事摂取基準をもとに行う．1 食分の場合は，朝食と昼食と夕食の比率をたとえば 2：3：3 で配分して評価するとよい（第 5 章参照）．

　　エネルギー産生栄養素バランス，穀類エネルギー比，動物性たんぱく質比（動たん比）を算出してみる（**表 4.3**）．

　　これらの数値が基準から大きく外れるときは，材料および調味料の種類や使用量を変更してみる．ただし，栄養量にこだわり過ぎておいしくない献立にならないように注意する．

覚えておこう

食事摂取基準とは
厚生労働省が，健康増進法（第 30 条の 2）に基づき，健康な個人または集団を対象に，国民の健康の維持・増進，生活習慣病の予防，過剰摂取による健康障害の予防を目的として，摂取することが望ましいエネルギーおよび栄養素の量の基準を定めたもの．

表 4.3　エネルギー産生栄養素バランスおよび穀類エネルギー比と動物性たんぱく質比

エネルギー産生栄養素バランス（％エネルギー）		
たんぱく質	脂質	炭水化物
13～20	20～30	50～65
穀類エネルギー比（％エネルギー）	動物性たんぱく質比（％）	
45～60	40～50	

日本人の食事摂取基準（2020 年版 1～49 歳）.

2.2　献立表の栄養量の確認（１食分）

献立が決まり，栄養価を計算したら，献立の栄養量が１食分として望ましいかを確認する．

表 4.4 に１食分の献立例を示す．栄養量の過不足を確認し，改善してみよう．

（1）問題点を考える

表 4.4 の献立例（改善前）の問題点として，次の ①～③ が考えられる．

① 動物性たんぱく質が基準値を大きく上回っている．

② 食物繊維が不足している．

③ 食塩相当量が過剰である．

（2）改善方法を考える

表 4.4 の献立例（改善前）の具体的な改善方法を**表 4.5** に示す．

① 動物性たんぱく質比の改善

動物性たんぱく質の改善のために，豚ひき肉の一部を植物性たんぱく質のゆで大豆に変更し，チーズライスをパセリライスに変更する．

・チーズライス→パセリライス

鳥がらスープ　112 g　→　0 g
（動物性たんぱく質△1.2 g）

プロセスチーズ　8 g　→　0 g
（動物性たんぱく質△1.8 g）

・ドライカレー　豚ひき肉　65 g　→　40 g
（動物性たんぱく質△4.4 g）

ゆで大豆　0 g　→　30 g
（動物性たんぱく質 0 g）

・ツナサラダ　ツナ　15 g　→　0 g
（動物性たんぱく質△2.7 g）

動物性たんぱく質 △10.1 g

動物性たんぱく質比　75.4%　→　49.5%（△25.9%）

表4.4　1食分の献立例（改善前）

献立名　チーズライス，ドライカレー（フライドオニオン添え），ツナサラダ，ヨーグルト

献立名	食品番号	食品名	1人分使用量 g	エネルギー kcal	たんぱく質 g	脂質 g	炭水化物 g	食物繊維 g	食塩相当量 g	カルシウム mg	鉄 mg	ビタミン レチノール活性当量 μg	B_1 mg	B_2 mg	C mg
チーズライス	01083	こめ[水稲穀粒]精白米 うるち米	90	308	5.5	0.8	69.8	0.5	0	5	0.7	0	0.1	0	0
	17024	（調味料類）（だし類）鶏がらだし	112	8	1.0	0.4	0	0	0.1	1	0.1	1	0	0	0
	13040	（牛乳及び乳製品）(チーズ類)プロセスチーズ	8	25	1.8	2.1	0.1	0	0.2	50	0	21	0	0	1
	06239	パセリ 葉 生	1	0	0	0	0.1	0.1	0	3	0.1	6	0	0	1
		小計	211	341	8.4	3.3	70.0	0.5	0.3	59	0.9	28	0.1	0.1	1
ドライカレー（フライドオニオン添え）	11163	〈畜肉類〉ぶた[ひき肉]生	65	136	11.5	11.2	0.1	0	0.1	4	0.7	6	0.45	0.14	1
	06153	(たまねぎ類)たまねぎ りん茎 生	60	20	0.6	0.1	5.0	0.9	0	10	0.2	0	0.02	0.01	4
	14006	（植物油脂類）調合油	2.5	22	0	2.5	0	0	0	0	0	0	0	0	0
	06212	(にんじん類)にんじん 根 皮つき 生	20	7	0.1	0	1.9	0.6	0	6	0	144	0.01	0.01	1
	06245	(ピーマン類)青ピーマン 果実 生	20	4	0.2	0	1.0	0.5	0	2	0.1	7	0.01	0.01	15
	06223	(にんにく類)にんにく りん茎 生	2	3	0.1	0	0.6	0.1	0	0	0	0	0	0	0
	14006	（植物油脂類）調合油	1	9	0	1.0	0	0	0	0	0	0	0	0	0
	17061	〈香辛料類〉カレー粉	2.5	8	0.3	0.3	1.6	0.9	0	14	0.7	1	0.01	0.01	0
	06184	(トマト類)加工品 ホール 食塩無添加	40	8	0.4	0.1	1.8	0.5	0	4	0.2	19	0.02	0.01	4
	17012	（調味料類）(食塩類) 食塩	2.5	0	0	0	0	0	2.5	1	0	0	0	0	0
	07154	りんごジャム[*1]	3	6	0	0	1.6	0	0	0	0	0	0	0	0
	06153	(たまねぎ類)たまねぎ りん茎 生	20	7	0.2	0	1.68	0.3	0	3	0.06	0	0.01	0	1
	01015	こむぎ[小麦粉]薄力粉 1等	3	10	0.2	0	2.3	0.1	0	1	0	0	0	0	0
	14006	（植物油脂類）調合油	2	18	0	2.0	0	0	0	0	0	0	0	0	0
		小計	244	258	13.7	17.3	17.4	3.9	2.6	44	1.9	176	0.54	0.19	27
ツナサラダ	12004	鶏卵 全卵 生	25	36	3.1	2.6	0.1	0	0.1	12	0.4	53	0.02	0.09	0
	10261	(魚類)(まぐろ類)缶詰 水煮 フレーク ホワイト	15	14	2.7	0.4	0.1	0	0.1	1	0.2		0.01	0	0
	06312	(レタス類)レタス 土耕栽培 結球葉 生	30	3	0.2	0	0.8	0.3	0	6	0.1	6	0.02	0.01	2
	17007	(調味料類)(しょうゆ類)こいくちしょうゆ	3	2	0.2	0	0.2	0	0.4	1	0.1	0	0	0.01	0
	17018	(調味料類)(食酢類)果実酢 りんご酢	2	1	0	0	0	0	0	0	0	0	0	0	0
	07156	レモン果汁	2	0	0	0	0.1	0	0	0	0	0	0	0	1
		小計	77	57	6.2	3.0	1.5	0.3	0.6	19	0.7	59	0.04	0.11	3
ヨーグルト	13025	〈牛乳及び乳製品〉(発酵乳・乳酸菌飲料)ヨーグルト 全脂無糖	100	56	3.6	3.0	4.9	0	0.1	120	0	33	0.04	0.14	1
	03022	(その他) はちみつ	10	33	0	0	8.2	0	0	0	0	0	0	0	0
	01137	とうもろこし コーンフレーク	3	11	0.2	0.1	2.5	0.1	0.1	0	0	0	0	0	0
		小計	113	100	3.9	3.1	15.6	0.1	0.2	120	0	33	0.04	0.14	1
		合計	645	756	32.1	26.6	104.5	4.8	3.7	243	3.6	296	0.71	0.54	32
		エネルギー比（%）			17.0	31.7	55.3								
		食事摂取基準の3/8		750	13〜20%	20〜30%	50〜65%	6.8以上	2.4未満	244	3.9	244	0.41	0.45	38

日本人の食事摂取基準（2020年版）　18〜29歳女性．

動物性たんぱく質比　74.5%（40〜50%），穀類エネルギー比　41.5%（45〜60%）．

*1　チャツネの栄養価をりんごジャムで計算した．

表4.5　1食分の献立例（改善後）

献立名　パセリライス，ドライカレー（フライドオニオン添え），野菜サラダ，ヨーグルト

献立名	食品番号	食品名	1人分使用量 g	エネルギー kcal	たんぱく質 g	脂質 g	炭水化物 g	食物繊維 g	食塩相当量 g	カルシウム mg	鉄 mg	ビタミン レチノール活性当量 μg	B₁ mg	B₂ mg	C mg
パセリライス	01083	こめ[水稲穀粒]精白米 うるち米	90	308	5.5	0.8	69.8	0.5	0	5	0.7	0	0.07	0.02	0
	06239	パセリ 葉 生	1	0	0	0	0.1	0.1	0	3	0.1	6	0	0	1
		小計	91	308	5.5	0.8	69.9	0.5	0	7	0.8	6	0.07	0.02	1
ドライカレー（フライドオニオン添え）	11163	〈畜肉類〉ぶた[ひき肉]生	40	84	7.1	6.9	0	0	0	2	0.4	4	0.28	0.09	0
	04024	だいず[全粒・全粒製品]全粒 黄大豆 国産 ゆで	30	49	4.4	2.9	2.5	2.6	0	24	0.7	0	0.05	0.02	0
	06153	〈たまねぎ類〉たまねぎ りん茎 生	60	20	0.6	0.1	5.0	0.9	0	10	0.2	0	0.02	0.01	4
	14006	〈植物油脂類〉調合油	1.5	13	0	1.5	0	0	0	0	0	0	0	0	0
	06212	〈にんじん類〉にんじん 根 皮つき 生	20	7	0.1	0	1.9	0.6	0	6	0	144	0.01	0.01	1
	06245	〈ピーマン類〉青ピーマン 果実 生	20	4	0.2	0	1.0	0.5	0	2	0.1	7	0.01	0.01	15
	06223	〈にんにく類〉にんにく りん茎 生	2	3	0.1	0	0.6	0.1	0	0	0	0	0	0	0
	14006	〈植物油脂類〉調合油	1	9	0	1.0	0	0	0	0	0	0	0	0	0
	17061	〈香辛料類〉カレー粉	2.5	8	0.3	0.3	1.6	0.9	0	14	0.7	1	0.01	0.01	0
	06184	〈トマト類〉加工品 ホール 食塩無添加	40	8	0.4	0.1	1.8	0.5	0	4	0.2	19	0.02	0.01	4
	17012	〈調味料類〉（食塩類）食塩	1.8	0	0	0	0	0	1.8	0	0	0	0	0	0
	17065	〈香辛料類〉こしょう 黒 粉	0.02	0	0	0	0	0	0	0	0	0	0	0	0
	07154	りんごジャム*¹	3	6	0	0	1.6	0	0	0	0	0	0	0	0
		ガラムマサラ	0.05	0	0	0	0	0	0	0	0	0	0	0	0
	06153	〈たまねぎ類〉たまねぎ りん茎 生	20	7	0.2	0	1.7	0.3	0	3	0.1	0	0.01	0	1
	01015	こむぎ[小麦粉]薄力粉 1等	3	10	0.2	0	2.3	0.1	0	1	0	0	0	0	0
	14006	〈植物油脂類〉調合油	2	18	0	2.0	0	0	0	0	0	0	0	0	0
		小計	247	246	13.7	14.9	19.9	6.4	1.9	66	2.3	174	0.42	0.16	27
野菜サラダ	12004	鶏卵 全卵 生	25	36	3.1	2.6	0.1	0	0.1	12	0.4	53	0.02	0.09	0
	06312	〈レタス類〉レタス 土耕栽培 結球葉 生	30	3	0.2	0	0.8	0.3	0	6	0.1	6	0.02	0.01	2
	06263	ブロッコリー 花序 生	30	11	1.6	0.2	2.0	1.5	0	15	0.4	23	0.05	0.07	42
	17007	〈調味料類〉（しょうゆ類）こいくちしょうゆ	3	2	0.2	0	0.2	0	0.4	1	0.1	0	0	0.01	0
	17018	〈調味料類〉（食酢類）果実酢 りんご酢	2	1	0	0	0	0	0	0	0	0	0	0	0
	07156	レモン果汁	2	0	0	0	0.2	0	0	0	0	0	0	0	1
	14006	〈植物油脂類〉調合油	0.5	4	0	0.5	0	0	0	0	0	0	0	0	0
		小計	92.5	58	5.1	3.3	3.4	1.9	0.5	33	0.9	81	0.08	0.18	45
ヨーグルト	13025	〈牛乳及び乳製品〉（発酵乳・乳酸菌飲料）ヨーグルト 全脂無糖	100	56	3.6	3.0	4.9	0	0.1	120	0	33	0.04	0.14	1
	03022	〈その他〉はちみつ	10	33	0	0	8.19	0	0	0	0	0	0	0	0
	01137	とうもろこし コーンフレーク	3	11	0.2	0.1	2.5	0.1	0.1	0	0	0	0	0	0
		小計	113	100	3.9	3.1	15.6	0.1	0.2	120	0	33	0.04	0.14	1
		合計	543	712	28.2	22.1	108.6	8.9	2.6	227	4.1	294	0.62	0.50	72
		エネルギー比（%）			15.8	27.9	61.1								
		食事摂取基準の3/8		750	13〜20%	20〜30%	50〜65%	6.8 以上	2.4 未満	244	3.9	244	0.41	0.45	38

日本人の食事摂取基準（2020年版）　18〜29歳女性．
動物性たんぱく質比　49.8%（40〜50%），穀類エネルギー比　44.2%（45〜60%）．
*1　チャツネの栄養価をりんごジャムで計算した．

② 食物繊維不足の改善

野菜や豆類を追加する.

- ドライカレー　<u>ゆで大豆</u>　　　　0 g　→　<u>30 g</u>

　　　　　　　　　　　　　　　（食物繊維　＋2.0 g）

- ツナサラダ　→　野菜サラダ

　　　　　　　<u>ブロッコリー</u>　　0 g　→　<u>30 g</u>

　　　　　　　　　　　　　　　（食物繊維　＋1.3 g）

　　　　　　　食物繊維量 +3.3 g

　　　　食物繊維　5.0 g　→　8.4 g（＋3.4 g）

③ 食塩相当量の改善

　減塩のためにチーズライスをパセリライスに変更し，ドライカレーの食塩を減らし，香辛料を効かせる．また，ツナサラダを野菜サラダに変更する．

- チーズライス　→　パセリライス

　　　　　　　<u>食塩</u>　　　　　0.3 g　→　<u>0 g</u>（△0.3 g）

- ドライカレー　豚ひき肉　65 g　→　40 g（△0.1 g）

　　　　　　　<u>食塩</u>　　　　2.5 g　→　<u>1.8 g</u>（△0.7 g）

　　　　　　　（こしょう　　　0 g　→　0.02 g

　　　　　　　　ガラムマサラ　0 g　→　0.05 g

　　　　　　　食塩相当量 △1.3 g

- ツナサラダ　→　野菜サラダ

　　　　　　　ツナ缶　　　15 g　→　0 g（△0.1 g）

2.3　献立表の栄養量の確認（1日分）

　次に，1日分の栄養評価をしてみよう．**表4.6**に1日分（20歳女性）の献立例を示す．食事摂取基準値（2020年版）は，エネルギーについて「推定エネルギー必要量（身体活動レベルⅡ）」，エネルギー以外の栄養素については，ほとんどの人が摂取不足にならない量として「推奨量」を用い，推奨量の提示がないものは，生活習慣病の予防を目的とした「目標量」を用いた．

【演習】

　表4.6の1日分の献立例（改善前）で，①〜⑭の空欄を埋めてみよう.

⑴ 問題点を考える

　表4.6は1日（3食分）の献立なので，この場合は1日合計と基準値を比較し，どこに問題点があるのか考え，望ましい献立に変えてみよう．考えるポイントは

👍 **覚えておこう**

エネルギー産生栄養素バランス（%エネルギー）の求め方

- たんぱく質（P）

$$\frac{たんぱく質摂取量×4}{総エネルギー量}×100$$

- 脂質（F）

$$\frac{脂質摂取量×9}{総エネルギー量}×100$$

- 炭水化物

100 −（P＋F）

① 献立の1日分の栄養価（エネルギーおよび各栄養素）と食事摂取基準値を比べて，過不足が大きくないか評価する．

② 各エネルギー産生栄養素バランス（％エネルギー）が範囲内に収まっているか確認する．

③ 動物性たんぱく質比と穀類エネルギー比が基準の範囲内に収まっているか確認する．

(2) 改善方法を考える

表4.7に改善後の例を示す．改善した点は次の①〜⑪である．

① 朝食で，食パン（1枚60g）＋バターをベーグル（1個90g）＋ジャムに変え脂質を減らし，エネルギー，たんぱく質，食物繊維を増やした．

② コーヒーに牛乳を加え，カルシウムを増やした．

③ 昼食と夕食のごはんを麦ごはんに変え，他の栄養量はほとんど変えず，食物繊維量を増やすよう努めた．

④ 麻婆豆腐の主材料を厚揚げに変え，動物性たんぱく質が過剰にならないようにした．またカルシウム，鉄の摂取量の改善を図った．

⑤ 昼食の副菜が，主菜の麻婆豆腐と同じ炒め物だったので和え物に変え，脂質を減らし，カルシウム，鉄を増やした．

⑥ 卵スープにオクラを加え，みた目と食物繊維のほか，微量栄養素を増やした．

⑦ デザートを杏仁豆腐からキウイフルーツに変え砂糖の使用を控え，食物繊維，カルシウム，鉄，ビタミンCを増やした．

⑧ しょうが焼きの豚肉を皮下脂肪なしに変え，脂質を抑えた．

⑨ しょうが焼きの付け合わせに蒸しさつまいもを加え，食物繊維，カルシウム，鉄，ビタミンCの増加に努めた．

⑩ 夕食の副菜を酢の物から小松菜の煮浸しに変え，食物繊維，カルシウム，鉄，ビタミン類の増加を図った．

⑪ その他，目玉焼き，麻婆豆腐，卵スープの油の使用量を控え，脂質過剰の改善を図った．

①〜⑪を行った結果，栄養量が大きく改善されたが，ビタミンAについてはもう少し緑黄色野菜を増やすなどの工夫が望まれる．また，野菜の総摂取量は健康日本21の目標摂取量（350g）を満たすように考慮したい．

しかし，1日ですべての栄養を整えることは難しいので，1週間くらいの平均で評価するなど，柔軟に取り組むことが大切である．栄養量ばかりにこだわるのではなく，おいしく喜ばれるものを作りたい．

表4.6 1日分の献立例（改善前）

献立名
朝食：トースト，目玉焼き，サラダ，コーヒー
昼食：ごはん，麻婆豆腐，空心菜炒め，卵スープ，杏仁豆腐
夕食：ごはん，しょうが焼き，もやしとわかめの酢の物，だいこんのみそ汁

献立名	食品番号	食品名	1人分使用量 g	エネルギー kcal	たんぱく質 g	脂質 g	炭水化物 g	食物繊維 g	食塩相当量 g	カルシウム mg	鉄 mg	レチノール活性当量 μg	B₁ mg	B₂ mg	C mg
トースト	01026	こむぎ[パン類]角形食パン 食パン	60	149	5.3	2.5	27.8	2.5	（①）	13	0.3	0	0.04	0.03	0
	14017	(バター類)無発酵バター 有塩バター	5	35	0	4.1	0	0	0.1	1	0	26	0	0	0
		小計	65	184	5.4	6.5	27.9	2.5	（②）	14	0.3	26	0.04	0.03	0
目玉焼き	12004	鶏卵 全卵 生	50	71	（③）	5.1	0.2	0	0.2	23	0.8	105	0.03	0.19	0
	14006	(植物油脂類)調合油	2	18	0	2.0	0	0	0	0	0	0	0	0	0
	17012	(調味料類)(食塩類)食塩	0.3	0	0	0	0	0	0.3	0	0	0	0	0	0
	17065	(香辛料類)こしょう 混合 粉	0.01												
		小計	52.3	89	（④）	7.1	0.2	0	0.5	23	0.8	105	0.03	0.19	0
サラダ	06312	(レタス類)レタス 土耕栽培 結球葉 生	30	3	0.2	0	0.8	0.3	0	6	0.1	6	0.02	0.01	2
	06182	(トマト類)赤色トマト 果実 生	30	6	0.2	0	1.4	0.3	0	2	0.1	14	0.02	0.01	5
	06065	きゅうり 果実 生	20	3	0.2	0	0.6	0.2	0	5	0.1	6	0.01	0.01	3
	09044	わかめ カットわかめ 乾	1	2	0	0	0.4	0.4	0.2	9	0.1	2	0	0	0
	17040	(調味料類)(ドレッシング類)分離液状ドレッシング フレンチドレッシング 分離液状	15	50	0	4.7	1.9	0	0.9	3	0	0	0	0	0
		小計	96	63	0.8	4.8	5.1	1.2	1.2	22	0.3	27	0.04	0.02	9
コーヒー	16045	(コーヒー・ココア類)コーヒー 浸出液	120	5	0.2	0	0.8	0	0	2	0	0	0	0.01	0
	03003	(砂糖類)車糖 上白糖	3	12	0	0	3.0	0	0	0	0	0	0	0	0
		小計	123	17	0.2	0	3.8	0	0	2	0	0	0	0.01	0
朝食		合計	336	352	12.5	18.5	37	3.8	2.5	61	1.3	158	0.11	0.25	9
ごはん	01083	こめ[水稲穀粒]精白米 うるち米	80	（⑤）	4.9	0.7	62.1	0.4	0	4	0.6	0	0.06	0.02	0
麻婆豆腐	04033	だいず[豆腐・油揚げ類]絹ごし豆腐	80	45	4.2	2.8	1.6	0.7	0	（⑥）	1.0	0	0.09	0.03	0
	11163	(畜肉類)ぶた[ひき肉] 生	25	52	4.4	4.3	0	0	0	2	0.3	2	0.17	0.06	0
	06226	(ねぎ類)根深ねぎ 葉 軟白 生	10	4	0.1	0	0.8	0.3	0	4	0	1	0.01	0	1
	06223	(にんにく類)にんにく りん茎 生	1	1	0.1	0	0.3	0.1	0	0	0	0	0	0	0
	06103	(しょうが類)しょうが 根茎 皮なし 生	1	0	0	0	0.1	0	0	0	0	0	0	0	0
	14006	(植物油脂類)調合油	5	44	0	5.0	0	0	0	0	0	0	0	0	0
	17004	(調味料類)(辛味調味料類)トウバンジャン	1.5	1	0	0	0.1	0.1	0.3	0	0	2	0	0	0
	17046	(調味料類)(みそ類)米みそ 赤色辛みそ	4	7	0.5	0.2	0.8	0.2	0.5	5	0.2	0	0	0	0
	03003	(砂糖類)車糖 上白糖	0.5	2	0	0	0.5	0	0	0	0	0	0	0	0
	17007	(調味料類)(しょうゆ類)こいくちしょうゆ	2	2	0.2	0	0.2	0	0.3	1	0	0	0	0	0
	16003	(アルコール飲料類)(醸造酒類)清酒 本醸造酒	1	1	0	0	0	0	0	0	0	0	0	0	0
	17024	(調味料類)(だし類)鶏がらだし	25	2	0	0.1	0	0	0	0	0	0	0	0.01	0
	02034	でん粉・でん粉製品[でん粉類]じゃがいもでん粉	1	3	0	0	0.8	0	0	0	0	0	0	0	0
		小計	157	164	9.8	12.5	5.3	1.3	1.1	72	1.5	5	0.27	0.11	2
空心菜炒め	06298	ようさい 茎葉 生	50	9	1.1	0.1	1.6	1.6	0.1	37	（⑦）	180	0.05	0.10	10
	06223	(にんにく類)にんにく りん茎 生	0.5	1	0	0	0.1	0	0	0	0	0	0	0	0
	14006	(植物油脂類)調合油	2	18	0	2.0	0	0	0	0	0	0	0	0	0
	17012	(調味料類)(食塩類)食塩	0.3	0	0	0	0	0	0.3	0	0	0	0	0	0
	17065	(香辛料類)こしょう 混合 粉	0.01	0	0	0	0	0	0	0	0	0	0	0	0
		小計	52.8	27	1.1	2.1	1.7	1.6	0.3	37	（⑧）	180	0.05	0.10	10
卵スープ	12004	鶏卵 全卵 生	8	11	1.0	0.8	0	0	0	4	0.1	17	0	0.03	0
	08013	しいたけ 乾しいたけ 乾 戻し汁	0.5 10	1	0.1	0	0.3	0.2	0	0	0	0	0	0.01	0
	14006	(植物油脂類)調合油	1	9	0	1.0	0	0	0	0	0	0	0	0	0
	17024	(調味料類)(だし類)鶏がらだし	120	8	1.1	0.5	0	0	0.1	1	0.1	1	0.01	0.05	0
	17012	(調味料類)(食塩類)食塩	0.7	0	0	0	0	0	0.7	0	0	0	0	0	0

献立名	食品番号	食品名	1人分使用量 g	エネルギー kcal	たんぱく質 g	脂質 g	炭水化物 g	食物繊維 g	食塩相当量 g	カルシウム mg	鉄 mg	ビタミン レチノール活性当量 μg	ビタミン B₁ mg	ビタミン B₂ mg	ビタミン C mg
	02034	(でん粉・でん粉製品)(でん粉類)じゃがいもでん粉 水	1 / 3	(⑨)	0	0	0.8	0	0	0	0	0	0	0	0
	06228	(ねぎ類)こねぎ 葉 生	1	0	0	0	0.1	0	0	1	0	2	0	0	0
		小計	145	34	2.2	2.3	1.2	0.3	0.8	6	0.3	20	0.02	0.09	1
杏仁豆腐	13003	(牛乳及び乳製品)(液状乳類)普通牛乳 水	45 / 30	27	1.5	1.7	2.2	0	0	50	0	17	0.02	0.07	0
	09049	てんぐさ・粉寒天	0.3	0	0	0	0.2	0.2	0	0	0	0	0	0	0
	11198	(畜肉類)ぶた[その他]ゼラチン	0.75	3	0.7	0	0	0	0	0	0	0	0	0	0
	03003	(砂糖類)車糖 上白糖 アーモンドエッセンス 水	5 / 13	20	0	0	5.0	0	0	0	0	0	0	0	0
	03003	(砂糖類)車糖 上白糖	3.5	14	0	0	3.5	0	0	0	0	0	0	0	0
	07156	(かんきつ類)レモン 果汁 生	2	0	0	0	0	0	0	0	0	0	0	0	1
		小計	99.6	64	2.2	1.7	11.0	0.2	0.1	50	0	17	0.02	0.07	1
		合計	535	562	20.2	19.3	81.3	3.8	2.4	170	3.2	222	0.43	0.38	13
ごはん	01083	こめ[水稲穀粒]精白米 うるち米	80	274	4.9	0.7	62.1	0.4	0	4	0.6	0	0.06	0.02	0
しょうが焼き	11145	(畜肉類)ぶた[中型種肉]かたロース 脂身つき 生	90	217	15.9	(⑩)	0	0	0.1	4	0.6	4	(⑪)	0.22	1
	17012	(調味料類)(食塩類)食塩	0.2	0	0	0	0	0	0.2	0	0	0	0	0	0
	17065	(香辛料類)こしょう 混合 粉	0.02	0	0	0	0	0	0	0	0	0	0	0	0
	14006	(植物油脂類)調合油	3	27	0	3.0	0	0	0	0	0	0	0	0	0
	06153	(たまねぎ類)たまねぎ りん茎 生	30	10	0.3	0	2.5	0.5	0	5	0.1	0	0.01	0	2
	06103	(しょうが類)しょうが 根茎 皮なし 生	5	1	0	0	0.3	0.1	0	1	0	0	0	0	0
	16003	(アルコール飲料類)(醸造酒類)清酒 本醸造酒	7	7	0	0	0.3	0	0	0	0	0	0	0	0
	17007	(調味料類)(しょうゆ類)こいくちしょうゆ	7	5	0.5	0	0.6	0	1.0	2	0.1	0	0	0.01	0
	03003	(砂糖類)車糖 上白糖	3	12	0	0	3.0	0	0	0	0	0	0	0	0
	06061	(キャベツ類)キャベツ 結球葉 生	30	6	0.4	0.1	1.6	0.5	0	13	0.1	1	0.01	0.01	12
	06182	(トマト類)赤色トマト 果実 生	40	8	0.3	0	1.9	0.4	0	3	0.1	18	0.02	0.01	6
		小計	215	294	17.5	20.5	10.2	1.5	1.3	27	1.0	23	0.68	0.25	21
もやしとわかめの酢の物	06291	(もやし類)りょくとうもやし 生	20	3	0.3	0	0.5	0.3	0	2	0	0	0.01	0.01	2
	06212	(にんじん類)にんじん 根 皮つき 生	8	3	0.1	0	0.7	0.2	0	2	0	58	0.01	0	0
	06065	きゅうり 果実 生	8	1	0.1	0	0.2	0.1	0	2	0	2	0	0	1
	17012	(調味料類)(食塩類)食塩	0.4	0	0	0	0	0	0.4	0	0	0	0	0	0
	09044	わかめ カットわかめ 乾	0.5	1	0.1	0	0.2	0.2	0.1	4	0	1	0	0	0
	17021	(調味料類)かつお・昆布だし 昆布だし	4	0	0	0	0	0	0	0	0	0	0	0	0
	17016	(調味料類)(食酢類)米酢	5	3	0	0	0.4	0	0	0	0	0	0	0	0
	03003	(砂糖類)車糖 上白糖	0.8	3	0	0	0.8	0	0	0	0	0	0	0	0
		小計	46.7	14	0.6	0	2.9	0.8	0.5	11	0.1	61	0.02	0.02	3
だいこんのみそ汁	06132	(だいこん類)だいこん 根 皮つき 生	15	2	0.1	0	0.6	0.2	0	4	0	0	0	0	2
	06130	(だいこん類)だいこん 葉 生	5	1	0.1	0	0.3	0.2	0	13	0.1	17	0	0.01	3
	08016	(しめじ類)ぶなしめじ 生	10	2	0.3	0.1	0.5	0.4	0	0	0	0	0.02	0.01	0
	17021	(調味料類)かつお・昆布だし 荒節・昆布だし	130	3	0.4	0	0.4	0	0.1	4	0	0	0.01	0.01	0
	17045	(調味料類)(みそ類)米みそ 淡色辛みそ	8	15	1.0	0.5	1.8	0.4	(⑫)	8	0.3	0	0	0.01	0
		小計	168	23	1.8	0.6	3.5	1.2	(⑬)	29	0.6	17	0.04	0.05	4
		夕食合計	510	604	24.8	21.9	78.6	3.8	3.0	71	2.3	100	0.08	0.33	29

（献立名欄：夕食）

	1人分使用量 g	エネルギー kcal	たんぱく質 g	脂質 g	炭水化物 g	食物繊維 g	食塩相当量 g	カルシウム mg	鉄 mg	レチノール活性当量 μg	B₁ mg	B₂ mg	C mg
1日合計	1381	1519	57.5	59.6	196.9	11.3	7.8	302	6.9	480	1.33	0.97	51
エネルギー産生栄養素（％エネルギー）		(⑭)	35.3	51.9									
食事摂取基準値		2000	13~20%	20~30%	50~65%	18.0以上	6.5未満	650	10.5	650	1.10	1.20	100

日本人の食事摂取基準（2020年版） 18~29歳女性.
動物性たんぱく質比 54.1%（40~50%），穀類エネルギー比 45.7%エネルギー（45~60%エネルギー）.

表4.7　1日分の献立例（改善後）

献立名
朝食：パン，目玉焼き，サラダ，コーヒー牛乳
昼食：麦ごはん，厚揚げの麻婆豆腐風，青梗菜のごまあえ，卵とオクラのスープ，キウイフルーツ
夕食：麦ごはん，しょうが焼き，小松菜の煮浸し，だいこんのみそ汁

献立名	食品番号	食品名	1人分使用量 g	エネルギー kcal	たんぱく質 g	脂質 g	炭水化物 g	食物繊維 g	食塩相当量 g	カルシウム mg	鉄 mg	ビタミン レチノール活性当量 µg	B₁ mg	B₂ mg	C mg
パン	01148	こむぎ[パン類]ベーグル	60	162	5.8	1.2	32.8	1.5	0.7	14	0.8	0	0.11	0.05	0
	07013	いちご ジャム 高糖度	5	13	0	0	3.2	0.1	0	0	0	0	0	0	0
		小計	65	175	5.8	1.2	35.9	1.6	0.7	15	0.8	0	0.11	0.05	0
目玉焼き	12004	鶏卵 全卵 生	50	71	6.1	5.1	0.2	0	0.2	23	0.8	105	0.03	0.19	0
	14006	（植物油脂類）調合油	1	9	0	1.0	0	0	0	0	0	0	0	0	0
	17012	〈調味料類〉(食塩類)食塩	0.3	0	0	0	0	0	0.3	0	0	0	0	0	0
	17065	（香辛料類）こしょう 混合 粉	0.01	0	0	0	0	0	0	0	0	0	0	0	0
		小計	51.3	80	6.1	6.1	0.2	0	0.5	23	0.8	105	0.03	0.19	0
サラダ	06312	（レタス類）レタス 土耕栽培 結球葉 生	30	3	0.2	0	0.8	0.3	0	6	0.1	6	0.02	0.01	2
	06182	（トマト類）赤色トマト 果実 生	20	4	0.1	0	0.9	0.2	0	1	0	9	0.01	0	3
	06065	きゅうり 果実 生	20	3	0.2	0	0.6	0.2	0	5	0.1	6	0.01	0.01	3
	09044	わかめ カットわかめ 乾	1	2	0.2	0	0.4	0.4	0.2	9	0.1	2	0	0	0
	17040	（調味料類）(ドレッシング類)分離液状ドレッシング フレンチドレッシング 分離液状	15	50	0	4.7	1.9	0	0.9	0	0	0	0	0	0
		小計	86	61	0.7	4.8	4.7	1.1	1.2	21	0.3	23	0.03	0.02	7
コーヒー牛乳	13003	〈牛乳及び乳製品〉(液状乳類)普通牛乳	60	37	2.0	2.3	2.9	0	0.1	66	0	23	0.02	0.09	1
	16045	〈コーヒー・ココア類〉コーヒー 浸出液	140	6	0.3	0	1.0	0	0	3	0	0	0	0.01	0
		小計	200	42	2.3	2.3	3.9	0	0.1	69	0	23	0.02	0.10	1
		合計	402	358	14.8	14.4	44.7	2.7	2.5	128	1.8	150	0.20	0.36	8
麦ごはん	01083	こめ[水稲穀粒]精白米 うるち米	70	239	4.3	0.6	54.3	0.4	0	4	0.6	0	0.06	0.01	0
	01006	おおむぎ 押麦 乾	10	33	0.7	0.2	7.8	1.2	0	2	0.1	0	0.01	0	0
		小計	80	272	4.9	0.8	62.2	1.6	0	6	0.7	0	0.07	0.01	0
厚揚げの麻婆豆腐風	04039	だいず[豆腐・油揚げ類]生揚げ	100	143	10.7	11.3	0.9	0.7	0	240	2.6	0	0.07	0.03	0
									0						
	06226	（ねぎ類）根深ねぎ 葉 軟白 生	10	4	0.1	0	0.8	0.3	0	4	0	1	0.01	0	1
	06223	（にんにく類）にんにく りん茎 生	1	1	0.1	0	0.3	0.1	0	0	0	0	0	0	0
	06103	（しょうが類）しょうが 根茎 皮なし 生	1	0	0	0	0.1	0	0	0	0	0	0	0	0
	14006	（植物油脂類）調合油	3	27	0	3.0	0	0	0	0	0	0	0	0	0
	17004	（調味料類）(辛味調味料類)トウバンジャン	1.5	1	0	0	0.1	0.1	0.3	0	0	2	0	0	0
	17046	（調味料類）(みそ類)米みそ 赤色辛みそ	4	7	0.5	0.2	0.8	0.2	0.5	5	0.2	0	0	0	0
	03003	（砂糖類）車糖 上白糖	0.5	2	0	0	0.5	0	0	0	0	0	0	0	0
	17007	（調味料類）(しょうゆ類)こいくちしょうゆ	2	2	0.2	0	0.2	0	0.3	1	0	0	0	0	0
	16003	（アルコール飲料類）(醸造酒類)清酒 本醸造酒	1	1	0	0	0	0	0	0	0	0	0	0	0
	17024	（調味料類）(だし類)鶏がらだし	25	2	0.2	0.1	0	0	0.1	0	0	0	0	0.01	0
	02034	（でん粉・でん粉製品）(でん粉類)じゃがいもでん粉	1	3	0	0	0.8	0	0	0	0	0	0	0	0
		小計	150	192	11.9	14.7	4.5	1.3	1.1	251	2.9	3	0.08	0.05	2
青梗菜のごまあえ	06160	チンゲンサイ 葉 生	70	6	0.4	0.1	1.4	0.8	0.1	70	0.8	119	0.02	0.05	17
	06212	（にんじん類）にんじん 根 皮つき 生	5	2	0	0	0.5	0.1	0	1	0	36	0	0	0
	05018	ごま いり	0.5	3	0.1	0.3	0.1	0.1	0	6	0	0	0	0	0
	17007	（調味料類）(しょうゆ類)こいくちしょうゆ	3	2	0.2	0	0.2	0	0.4	1	0.1	0	0	0.01	0
		小計	78.5	13	0.8	0.4	2.2	1.0	0.5	78	0.9	155	0.03	0.06	17

献立名	食品番号	食品名	1人分使用量 g	エネルギー kcal	たんぱく質 g	脂質 g	炭水化物 g	食物繊維 g	食塩相当量 g	カルシウム mg	鉄 mg	レチノール活性当量 μg	B₁ mg	B₂ mg	C mg
卵とオクラのスープ	12004	鶏卵 全卵 生	8	11	1.0	0.8	0	0	0	4	0.1	17	0	0.03	0
	06032	オクラ 果実 生	10	3	0.2	0	0.7	0.5	0	9	0.1	6	0.01	0.01	1
	08013	しいたけ 乾しいたけ 乾 戻し汁	0.5 10	1	0.1	0	0.3	0.2	0	0	0	0	0	0.01	0
	17024	〈調味料類〉(だし類)鶏がらだし	120	8	1.1	0.5	0	0	0.1	1	0.1	1	0.01	0.05	0
	17012	〈調味料類〉(食塩類)食塩	0.7	0	0	0	0	0	0.7	0	0	0	0	0	0
	02034	(でん粉・でん粉製品)(でん粉類)じゃがいもでん粉 水	1 3	3	0	0	0.8	0	0	0	0	0	0	0	0
	06228	(ねぎ類)こねぎ 葉 生	1	0	0	0	0.1	0	0	1	0	0	0	0	0
		小計	126	12	1.1	0.5	0.9	0	0.8	2	0.1	3	0.01	0.05	2
キウイ	07054	キウイフルーツ 緑肉種 生	100	51	1.0	0.2	13.4	2.6	0	26	0.3	4	0.01	0.02	71
		昼食合計	534	541	19.7	16.5	83.2	6.5	2.4	363	4.9	165	0.20	0.20	90
麦ごはん	01083	こめ[水稲穀粒]精白米 うるち米	70	239	4.3	0.6	54.3	0.4	0	4	0.6	0	0.06	0.01	0
	01006	おおむぎ 押麦 乾	10	33	0.7	0.2	7.8	1.2	0	2	0.1	0	0.01	0	0
		小計	80	272	4.9	0.8	62.2	1.6	0	6	0.7	0	0.07	0.01	0
しょうが焼き	11146	〈畜肉類〉ぶた[中型種肉]かたロース 脂身つき 生	90	191	16.7	14.1	0	0	0.1	4	0.5	4	0.67	0.23	1
	17012	〈調味料類〉(食塩類)食塩	0.2	0	0	0	0	0	0	0	0	0	0	0	0
	17065	〈香辛料類〉こしょう 混合 粉	0.02	0	0	0	0	0	0	0	0	0	0	0	0
	14006	〈植物油脂類〉調合油	3	27	0	3.0	0	0	0	0	0	0	0	0	0
	06153	(たまねぎ類)たまねぎ りん茎 生	30	10	0.3	0	2.5	0.5	0	5	0.1	0	0.01	0	2
	06103	(しょうが類)しょうが 根茎 皮なし 生	5	1	0	0	0.3	0.1	0	1	0	0	0	0	0
	16003	(アルコール飲料類)(醸造酒類)清酒 本醸造酒	7	7	0	0	0.3	0	0	0	0	0	0	0	0
	17007	〈調味料類〉(しょうゆ類)こいくちしょうゆ	7	5	0.5	0	0.6	0	1.0	2	0.1	0	0	0.01	0
	03003	(砂糖類)車糖 上白糖	3	12	0	0	3.0	0	0	0	0	0	0	0	0
	02045	(いも類)(さつまいも類)さつまいも 塊根 皮つき 生	50	64	0.5	0.3	16.6	1.4	0.1	20	0.2	2	0.05	0.01	13
	06182	(キャベツ類)キャベツ 結球葉 生	40	8	0.5	0.1	2.1	0.7	0	17	0.1	2	0.02	0.01	6
	06061	(トマト類)赤色トマト 果実 生	30	6	0.2	0	1.4	0.3	0	2	0.1	14	0.02	0.01	5
		小計	265	331	18.7	17.5	26.8	3	1.4	51	1.2	20	0.76	0.27	37
小松菜の煮浸し	06086	こまつな 葉 生	70	9	1.1	0.1	1.7	1.3	0	119	2.0	182	0.06	0.09	27
	10283	〈貝類〉あさり 缶詰 水煮	7	7	1.4	0.2	0.1	0	0.1	8	2.1	0	0	0	0
	17021	〈調味料類〉(だし類)かつお・昆布だし 荒節・昆布だし	25	1	0.1	0	0.1	0	0.1	1	0	0	0	0	0
	17008	〈調味料類〉(しょうゆ類)うすくちしょうゆ	2.5	2	0.1	0	0.2	0	0.4	1	0	0	0	0	0
	16003	(アルコール飲料類)(醸造酒類)清酒 本醸造酒	5	5	0	0	0.2	0	0	0	0	0	0	0	0
	16025	(アルコール飲料類)(混成酒類)みりん 本みりん	5	12	0	0	2.2	0	0	0	0	0	0	0	0
		小計	115	36	2.7	0.3	4.4	1.3	0.5	128	4.1	182	0.07	0.10	27
だいこんのみそ汁	06132	(だいこん類)だいこん 根 皮つき 生	15	2	0.1	0	0.6	0.2	0	4	0	0	0	0	2
	06130	(だいこん類)だいこん 葉 生	5	1	0.1	0	0.3	0.2	0	13	0.2	17	0	0.01	3
	08016	(しめじ類)ぶなしめじ 生	10	2	0.3	0.1	0.5	0.4	0	0	0.1	0	0.02	0.02	0
	17021	〈調味料類〉(だし類)かつお・昆布だし 荒節・昆布だし	130	3	0.4	0	0.4	0	0.1	4	0	0	0.01	0.01	0
	17045	〈調味料類〉(みそ類)米みそ 淡色辛みそ	8	15	1.0	0.5	1.8	0.4	1.0	8	0.3	0	0	0.01	0
		小計	168	23	1.8	0.6	3.5	1.2	1.1	29	0.6	17	0.04	0.05	4
		合計	628	662	28.3	19.2	96.8	7	3.0	213	6.5	219	0.94	0.44	68

	1人分使用量 g	エネルギー kcal	たんぱく質 g	脂質 g	炭水化物 g	食物繊維 g	食塩相当量 g	カルシウム mg	鉄 mg	レチノール活性当量 μg	B₁ mg	B₂ mg	C mg
1日合計	1564	1561	62.8	50.1	224.6	16.2	7.9	704	13.2	534	1.34	0.99	167
エネルギー産生栄養素（％エネルギー）			16.1	28.9	57.6								
食事摂取基準値		2000	13〜20%	20〜30%	50〜65%	18.0	6.5未満	650	10.5	650	1.10	1.20	100

日本人の食事摂取基準（2020年版） 18〜29歳女性.
動物性たんぱく質比　45.2％（40〜50％），穀類エネルギー比　43.6％（45〜60％）.

【演習の解答】

表 4.1　（解答例）

① 刺身　　② ハンバーグ　　③ ビーフシチュー　　④ から揚げ　　⑤ 炒飯

表 4.6

① 0.8　　② 0.9　　③ 6.2　　④ 6.2　　⑤ 286　　⑥ 46　　⑦ 0.8　　⑧ 0.8

⑨ 3　　⑩ 17.4　　⑪ 0.63　　⑫ 1.0　　⑬ 1.1　　⑭ 14.5

第5章

大量調理を学ぶための基礎を身に付けよう

この章で学ぶポイント

★献立計画を立てるにあたり，その流れを把握しておこう．
★期間献立表，1回・1日の献立表を作ってみよう．
★献立計画のチェックについて学んでおこう．

1．大量調理における栄養・食事管理の流れを知ろう

栄養士・管理栄養士は，ここまでの学びで習得した基本的な献立作成の知識をもって，給食施設における給与栄養目標量の決定から食品構成表の作成を経て献立を作成する．ここでは，給食施設における栄養・食事管理の流れに従って（図5.1）献立作成について述べる．

栄養計画は，栄養アセスメントで得られた情報に基づき，食事摂取基準を用いて，提供する食種や給与栄養目標量を設定するが，対象者に3食提供するのか，昼食のみなど一部の提供かについて考慮して作成する．次に栄養計画に基づいて食事計画を立てる．

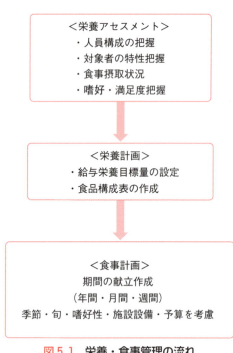

図5.1　栄養・食事管理の流れ

1.1　献立計画の流れ

献立計画とは，それぞれの給食施設の栄養計画や食事計画の方針に従って具体的な献立を計画することである．

献立は，給与栄養目標量をもとに，食品構成に従って満足度の高い食事を作るために，対象者の嗜好や予算などを考慮しながら，多様な食品を使って調理された料理の種類と組み合わせであり，栄養管理を行う上で基礎的な資料となる．献立は，1年間，1か月間，1週間，1日分，1食分などを単位として検討し，一定様式の用紙に示したものを**献立**

表，または**期間献立表**といい，献立立案とは同時に献立表作成を意味している．

1.2 期間献立表の作成

(1) 年間計画

　年間計画は，まず祝日や施設の記念行事や特別な日の予定を，あらかじめ一覧表やカレンダーに記入して目安を付けておく．近年は，冷凍食品やハウス栽培された野菜が年中出回り，季節感がなくなってきているが，旬のものはおいしさにおいても，栄養的にも，価格の点からも優れているため，年間計画に入れ，使用することが望ましい．したがって，年間計画を立案するときには，食品（とくに，魚介類，野菜・果物類）の出盛り期を十分研究し，折々の**行事食**（表5.1）に使用するとよい．

食品の旬，出盛り期
p. 53〜55 参照．

表5.1　行事食の種類

① 年中行事	正月，節分，ひな祭り，春分の日，端午の節句，七夕，土用の丑，月見，秋分の日，ハロウィン，冬至，クリスマス，大晦日など
② ライフステージの行事	出産，誕生日，七五三，卒業，成人式，敬老の日など
③ 給食施設での行事	創立記念日の祝い膳，運動会・演芸会の弁当，夏祭りの屋台料理，卒業生のリクエスト給食など

(2) 月間・旬間計画

　年間計画で行事食などが決定したら，その行事を盛り込んでさらに細かく旬間（上旬，下旬），1か月間，週間と一定期間の献立を作成する．食品をできるだけ多く使用し，献立の様式も和風，洋風，中国風とし，医療機関であれば，朝・昼・夕の3食に重複しないように計画する．期間献立の1期間は，一般的に2〜4週間であるが，病院などでは平均在院日数を基準にしているところもある．一定期間の献立を繰り返し運用する方法を**サイクルメニュー**といい，給食業務を計画的に運営することができる．週間献立計画例と週間献立表例を**表5.2**，**表5.3**に示す．

　最近では，コンピュータ上で料理をカード化し，それを組み合わせながら作成することが多くなっているが，対象は体調などが日々変化する人であることを忘れないように考える．

　具体的に立て方の手順を次の①〜⑦に示す．まず，年間計画で，行事食や施設で決められている献立があれば先に考慮する．

　例：第○金曜は誕生日メニュー，麺料理は○曜日の昼食など．

🤟 **Plus One Point**

サイクルメニュー
一定期間のメニューをサイクルとして繰り返して管理を行う方法．医療機関であれば，平均在院日数＋αをもとに考えるが，入院期間が長い場合はマンネリ化を招き，不向きである．季節感を取り入れ，随時変更できるようにしておくようにする．

【立て方の手順】（**表5.2**，**表5.3**）

① 料理様式（分類）を決める．

② 主食（ご飯，パン，麺）を決める．

　　朝食では，施設によって毎日パンあるいはご飯とパンのどちらかなど決められている．

③ 主菜のたんぱく質源（魚，肉，卵，豆）が1週間のうちに片寄らないように決める．

④ 主菜の調理法を決める．

⑤ 主菜に合う副菜，副々菜，汁物（毎食でなくてよい）を考える．

⑥ 料理名を決める．

⑦ 必要に応じて，デザートを付ける（毎食は困難）．

【演習①】

　　表5.2，**表5.3**の空欄を埋めてみよう．

1.3　3食の配分

　　1日の栄養素などの目標量（目標値）の**3食の配分率**は，一般的には1：1.5：1.5や2：3：3がよく使われるが，これが絶対的なものではない．生活習慣や施設の実情に合わせて適切な配分を設定する．昼食1食の場合は，1日の35％で設定する（第4章も参照）．

1.4　1回または1日の献立表の作成（予定，実施）

　　献立表とは，主食，主菜，副菜など1回または1日に提供する料理の内容を示したものである．**予定献立表**は，食事内容を具体的に表す計画表で，一定の様式が決まっているわけではないが，以下のような事項を設定することが多い．

　　献立の食種，実施年月日，朝昼夕の区分，献立名，食品名，1人あたりの**純使用量**（可食量），1人あたりの給与栄養目標量，廃棄率，総使用量，材料費，備考・決裁欄．

　　献立表の記入は，以下のとおりである（**表5.4**）．

① 献立名は，朝・昼・夕ごとに主食，主菜，副菜，汁物，（デザート）の順に記載する．献立名の記載は，わかりやすい料理名で書き，かつ正確に書くことが大切である．左にあげている悪い例は，それぞれ右のように記入する．

　　　米　→　白飯，あるいは米飯

　　　ひじき　→　ひじきの煮物

表5.2　週間献立計画例

		月	火	水	木	金	土	日
	① 分類	洋	和	洋	洋	和		
朝食	② 主食	パン	米	パン	米	米		
	③ 主菜のたんぱく源	肉	卵	肉	魚	豆・豆製品		
	④ 主菜の調理法	炒	焼	煮	炒	煮		
	分類	和	洋	洋	中			
昼食	主食	米	米	パン	麺			
	主菜のたんぱく源	魚介	肉	豚肉	魚介			
	主菜の調理法	煮	煮	揚				
	分類	和	中	和	和			
夕食	主食	米	米	米	米			
	主菜のたんぱく源	豚肉	豚肉	豆・豆製品	魚			
	主菜の調理法	焼	揚	煮	蒸			

表5.3　週間献立表例

		月	火	水	木	金	土	日
	主食	ロールパン	ご飯	食パン	ご飯			
	主菜	ウインナーとコーンのソテー	千草焼き	ポークビーンズ	ツナとキャベツの炒め物			
朝食	副菜	トマトサラダ	キャベツの煮びたし	ミモザサラダ	にんじんと水菜のサラダ			
	⑤ 副々菜	野菜スープ	麩とわかめのみそ汁		えのきのスープ			
	⑦ デザート			ヨーグルト				
	主食	ご飯	ご飯	ロールパン	チャンポンラーメン			
	主菜	煮魚	ロールキャベツ	コロッケ				
昼食	副菜	白あえ	ポテトサラダ	カリフラワーのサラダ	くらげときゅうりの中華あえ			
	副々菜	きゅうりとわかめの酢の物		コンソメスープ				
	デザート		ぶどう		杏仁ゼリー			
	主食	ご飯	ご飯	ご飯				
	主菜	豚肉のしょうが焼き	酢豚	五目豆煮				
夕食	副菜	煮物盛り合わせ	ナムル	ほうれん草のお浸し				
	副々菜	だいこんと油揚げのみそ汁	トマトと卵のスープ					
	デザート			りんご				

表5.4　予定献立記入例

区分	献立名①	食品名②	1人分純使用量④ g	100人分純使用量⑦ g	廃棄率⑧ %	総使用量⑨ g	備考
昼	米飯 豚のしょうが焼き	精白米	80	8000	0	8000	
		豚・かた・皮下脂肪なし　生	80	8000	0	8000	
		しょうが・根茎　生	3	300	20	375	
		こいくちしょうゆ	6	600	0	600	
		清酒・上撰	6	600	0	600	
		車糖・上白糖	2	200	0	200	
		調合油	3	300	0	300	
		（付け合わせ）					
		レタス・サラダな・葉　生	15	1500	10	1667	
	ほうれんそうのお浸し	ほうれんそう・葉　生	80	8000	10	8889	
		うすくちしょうゆ	5	500	0	500	
		かつおだし	7.5	750	0	750	かつおは水の2%⑥
		かつお・かつお節	0.5	50	0	50	（15 g）
	じゃがいものみそ汁	じゃがいも　生	30	3000	10	3334	
		たまねぎ・りん茎　生	20	2000	6	2128	
		葉ねぎ・葉　生	3	300	6	300	
		煮干しだし	180	18000	0	18000	煮干しは水の2%
		米みそ・赤色辛みそ	12	1200	0	1200	（360 g）
	りんご	りんご　生	50	5000	15	5883	1人 1/4 カット⑩ 100人分で25個

決裁欄：施設責任者　所属長　担当者

③　⑤

	エネルギー （kcal）	たんぱく質 （g）	脂質 （g）	炭水化物 （g）	食物繊維 （g）	食塩相当量 （g）	Ca （mg）	Fe （mg）	V.A （μgRE）	V.B$_1$ （mg）	V.B$_2$ （mg）	V.C （mg）
摂取量												
目標量												

栄養比率	たんぱく質エネルギー比	脂質エネルギー比	炭水化物エネルギー比	穀類エネルギー比	動物性たんぱく質比
実施比率					
目標比率	13～20%	20～30%	50～65%	45～60%	40～50%

分類	穀類				いも類		砂糖類	豆類	種実類	野菜類		果実類
小分類	米	パン類	めん類	その他の 穀類	いも及び でん粉類	こんにゃく類	―	みそ	―	緑黄色野菜	その他の野 菜ときのこ	―
合計 g												
目標値 g												

分類	藻類	魚介類		肉類		卵類	乳類		油脂類	調味料類
小分類	―	生	水産製品	生	その他の加工品	―	牛乳	その他の乳類	植物性	―
合計 g										
目標値 g										

⑪

② 食品は料理ごとに主材料から，また量の多いものから記載する．調味料は，調理手順に従って記入する．肉類，魚介類では種類，部位も記載する．

③ 同じ料理の中で別に調理するものや下味を付けるものは，その材料グループごとにカッコでくくる．

④ １人分の**純使用量**は，皮や種を除いた実際に食べる部分のことで，可食部量，正味量ともいう．

⑤ 調味料は，使用量を率（パーセント）や重量（g）で記入し，「少々」や「適宜」とは書かない．

⑥ 調理に必要なだし汁や水分の量も記載する．材料費を算出するときは，昆布，鶏がら，煮干しなどの材料も忘れずに計上する．

⑦ １人分の純使用量に予定食数を乗じた量は，「○○食分の純使用量」となる．

⑧ 廃棄率は日本食品標準成分表にも記載されているが，季節や調理法，調理員の技術によって異なるので，施設独自のものを用いるのがよい．

⑨ **総使用量**とは，廃棄部分を含めた全体の使用量のことである．純使用量から廃棄率を用いて計算するが，材料が不足しないように切り上げを基本とする．

⑩ 備考欄には，個数発注や代替材料のほか，特別に注意を払う事項などを記載する．

⑪ 栄養素量およびエネルギーバランスなどの栄養比率の計算は，「日本食品標準成分表」にもとづいた栄養価計算ソフトを利用すると簡単にできる．また，食品群別に重量を算出し，食品の偏りがないか確認する．

⑫ 実施後，変更された場合は赤字で訂正し，栄養出納表や栄養管理報告書作成のもとになる．

　最後に，献立作成は十人十色でさまざまであり，栄養士個人がよいと思う献立は喫食者すべてに喜ばれるとは限っていない．したがって，自己満足にならぬよう，日頃から献立のレパートリーを増やし，創意工夫することが栄養士の腕のみせ所である．献立作成は栄養士の実力評価を行う上で，重要な基準の一つである．

２．献立計画のチェックをしてみよう

　献立が決まると，献立表が作成され，喫食者への情報提供であると同

時に作業指示書へと形を変え，献立表に従って実際に食事が生産されていく．したがって，献立計画が高品質であるほど提供される食事との差異が少なく，喫食者の満足が得られ，経営状態にもよい状況をもたらす．したがって，計画した献立を入念にチェックすることが大事である．

① 給与栄養目標量を満たしており，食品構成表（**表5.5**）にもとづいて作成されているか．

② 対象者の嗜好，食習慣，栄養状態，健康状態が反映されているか．

③ 衛生的に管理され，安全であるか．

④ 給食費の予算の範囲内であり，施設の運営方針に従っているか．
材料費は，定期的に1kgあたりの単価を算出しておき，それをもとに1食および1日の原価を算出する．また，材料の価格はさまざまな要因（季節，天候など）によって変動するため，物価の把握を行う．

⑤ 調理作業者の人数，調理技術，調理機器の能力に見合ったもので，無理のない内容であるか．

⑥ 適温で，かつ適時に提供される内容であるか．

⑦ 旬の食品や行事食を取り入れ，マンネリ化防止のための配慮がされているか．

3．給食施設別献立作成を知ろう

　給食施設では，施設の種類ごとに対象者が異なるため，献立も違ってくる．したがって，各施設の特徴や給食の目的を把握し，その目的に合った献立を作成することが重要である．そこで，**表5.6**に施設別の献立作成の留意点を示す．

表5.5　食品構成表（例）

食品名			可食量 (g)	エネルギー		たんぱく質		脂質 (g)	炭水化物 (g)	カルシウム (mg)	鉄 (mg)	ビタミン			
				全 kcal	うち穀類 (kcal)	全 (g)	うち動物性 (g)					レチノール当量 (μg)	B₁ (mg)	B₂ (mg)	C (mg)
01．穀類	米	(1)	200	712	712	12.2		1.8	154.2	10	1.6	0	0.16	0.04	0
	パン類	(2)	60	162	162	5.4		1.7	31.2	14	0.5	0	0.06	0.03	0
	めん類	(3)	20	61	61	1.6		0.2	12.3	4	0.1	0	0.02	0.01	0
	その他の穀類	(4)	10	37	37	1.1		0.3	7.1	3	0.1	0	0.01	0.00	0
02．いも類	いも、およびでんぷん類	(5)	80	89		1.1		0.1	21.1	6	0.4	0	0.06	0.02	23
	こんにゃく類	(6)	20	1		0.0		0.0	0.6	14	0.1	0	0.00	0.00	0
03．砂糖類		(7)	30	103		0.0		0.0	26.6	1	0.0	0	0.00	0.00	0
04．豆類	みそ	(8)	12	24		1.7		0.8	2.4	14	0.6	0	0.00	0.01	0
	豆・大豆製品	(9)	40	53		3.3		2.4	4.4	46	0.7	0	0.03	0.02	0
05．種実類		(10)	3	18		0.5		1.7	0.6	18	0.2	0	0.02	0.01	0
06．野菜類	緑黄色野菜	(11)	150	46		2.3		0.3	9.9	84	1.4	420	0.11	0.14	50
	その他の野菜ときのこ	(12)	200	63		2.7		0.3	14.6	54	0.7	8	0.08	0.10	35
07．果実類		(13)	100	51		0.9		0.1	13.5	22	0.3	4	0.06	0.02	34
08．藻類		(14)	10	10		1.2		0.1	3.5	68	2.0	47	0.03	0.08	4
09．魚介類	生物	(15)	40	35		4.9	4.9	1.5	0.1	15	0.6	6	0.03	0.05	0
	水産製品	(16)	5	9		1.0	1.0	0.4	0.1	4	0.0	1	0.00	0.01	0
10．獣肉鳥類	生物	(17)	40	99		7.1	7.1	7.2	0.3	2	0.9	624	0.19	0.35	3
	その他の加工品	(18)	5	14		0.9	0.9	1.2	0.0	0	0.0	0	0.03	0.01	2
11．卵類		(19)	30	45		3.7	3.7	3.1	0.1	15	0.5	45	0.02	0.13	0
12．乳類	牛乳	(20)	140	94		4.6	4.6	5.3	6.7	154	0.0	55	0.06	0.21	1
	その他の乳類	(21)	5	10		0.5	0.5	0.7	0.5	13	0.0	4	0.00	0.01	0
13．油脂類	動物性	(22)	5	37		0.0		4.1	0.0	1	0.0	26	0.00	0.00	0
	植物性	(23)	15	137		0.0		14.9	0.0	0	0.0	2	0.00	0.00	0
14．菓子類		(24)													
15．調味料類		(25)	30	49		1.0		3.0	3.5	5	0.2	2	0.01	0.03	0
16．調理加工食品類		(26)													
合　計				1,959	972	57.7	22.7	51.2	313.3	567	10.9	1,739	0.98	1.28	152
給与目標				2,050		50.0		56g 以下		600	9.0	400	0.9	1.0	85
栄養比率（％）				P比＝12		F比＝24		C比＝64		穀物比＝50		動物性たんぱく質比＝39			

出典：中山玲子，小切間美保 編，「給食経営管理論第5版」〈新　食品・栄養科学シリーズ〉化学同人（2021）．

表 5.6　給食施設別献立作成の留意点

各施設に共通する事項	栄養バランスを考慮したもの　　季節感のあるもの 適温供食できるもの　　　　　　行事食を取り入れる 衛生上の安全が確保できるもの　バラエティ性があるもの 彩りを考慮したもの　　　　　　個別対応を考慮したもの 経済性を考慮したもの　　　　　調理作業面を考慮したもの 家庭的なもの　　　　　　　　　適量に考慮したもの
病院	食事箋により提供する　　　食欲が出るもの 疾病の状況に合ったもの　　献立の展開ができ応用できるもの 栄養素の増減，食事形態，禁忌食品に配慮したもの
高齢者福祉施設	個人差を考慮したもの（消化吸収能力，咀嚼嚥下能力，食習慣など） 食事の楽しみを考慮したもの　　視力・聴力の減退を考慮したもの
学校	発育・成長に必要な栄養素を確保できるもの 教育効果のあるもの　　　　　　　地場産の食品を活用する 家庭の食事の栄養を補正できるもの　郷土料理を取り入れる 偏食の矯正を考慮できるもの　　　咀嚼感のあるもの 配食が容易なもの
事業所	選択が可能なもの　　　　　地域性を配慮したもの 嗜好に合ったもの　　　　　生活習慣病予防を考慮したもの 話題性のあるもの
保育所	発育・成長に必要な栄養素を確保できるもの 乳幼児の月齢・年齢に応じたもの 個人差を考慮したもの（発育状況，アレルギー，食習慣など）

照井眞紀子，メニュー化の基準，『給食マネジメント論』，鈴木久乃ほか 編著，第一出版（2004）より改変.

給与栄養目標量の設定

　給与栄養目標量の設定において，次のように考える.

① 人員構成表を作成する.

② 利用者ごとの性別，年齢，身体活動レベルを把握し，望ましいエネルギー量を決定する（**表5.4** 参照）

③ 推定エネルギー必要量の分布から，およそ±200 kcal/日の範囲で区分し，エネルギーの目標量を設定する.

④ 三大熱量素であるたんぱく質，脂質，炭水化物はエネルギー産生栄養素バランスをもとに設定する. ただし，たんぱく質については，13%エネルギーが推奨量を下回るときは，推奨量を目標量と設定する.

⑤ ビタミンやミネラルは，すべての対象者にとって望ましい給与栄養目標量を設定する必要がある. よって，推定平均必要量や推奨量，目標量（下限）は，対象者の食事摂取基準の中で最大値を，耐容上限量や目標量（上限）は最小値を用いる.

例：鉄の給与目標量を決める際，成人では女性の推奨量が男性よりも高値を示すことから，利用者に男女を含む場合には女性の食事摂取基準を適用する.

参考文献・参考情報

「新しい食生活を考える会」編著，『食品解説つき 新ビジュアル食品成分表　新訂第二版』，大修館書店 (2016).

石田裕美，『給食経営管理論：給食の運営から給食経営管理への展開』，〈管理栄養士養成課程におけるモデルコアカリキュラム〉，医歯薬出版 (2012).

小野章史 編，『めざせ！栄養士・管理栄養士：まずはここからナビゲーション』，第一出版 (2014).

学校法人大和学園，『身につく 献立作成：組み合わせから評価まで』，学校法人大和学園 (2013).

川端晶子ら，『イラストでわかる基本調理』，同文書院 (2002).

関西調理研究会 編，『新調理実習　第2版』，化学同人 (1989).

厚生労働省健康局がん対策・健康増進課栄養指導室，『日本人の食事摂取基準 (2015年版)』
http://www.mhlw.go.jp/stf/seisakunitsuite/bunya/kenkou_iryou/kenkou/eiyou/syokuji_kijyun.html

サラヤ㈱：みんなのてあらいサイト
http://tearai.jp/tetete/download/images/download/burashitearai.jpg

新調理研究会 編，『これからの調理学実習：基本手法から各国料理・行事食まで』，オーム社 (2014).

高橋敦子・安原安代・松田康子 編，『調理学実習：基礎から応用　第6版』，女子栄養大学出版部 (2012).

辻　勲，『日本料理：イラスト・調理方法・手順付き』〈専門料理全書〉，辻学園調理技術専門学校 (1998).

富岡和夫，『給食の運営 給食計画・実務論　第5版』，医歯薬出版 (2004).

冨田教代　執筆者代表，『給食施設のための献立作成マニュアル　第9版』，医歯薬出版 (2016).

西川貴子，『Plan-Do-See にそった給食運営・経営管理実習のてびき　第4版』，医歯薬出版 (2005).

名古屋文理大学短期大学部・名古屋文理栄養士専門学校給食管理実習研究会 編，『給食管理実習のための計画と運用の手引　第3版』，学建書院 (2016).

ベターホーム協会 編，『ベターホームのお料理一年生：素材や器具の扱い方など基本知識を完全解説』，ベターホーム出版局 (2010).

松本仲子監，『調理のためのベーシックデータ　第4版』，女子栄養大学出版部 (2012).

宮澤節子・太田美穂・浅野恭代 編著，『メニューコーディネートのための食材別料理集　第二版』，同文書院 (2003).

文部科学省科学技術・学術審議会資源調査分科会，『日本食品標準成分表2015年版 (七訂)』http://www.mext.go.jp/a_menu/syokuhinseibun/1365295.htm

レシピ校正者の会 編，『レシピの書き方』，実業之日本社 (2010).

渡邊智子，渡辺満利子 編，『食べ物と健康：食事設計と栄養・調理　改訂新版』〈健康・栄養科学シリーズ〉，南江堂 (2014).

索　引

著者紹介

森　美奈子
もり　みなこ
摂南大学 農学部食品栄養学科 講師
修士（学術），管理栄養士
担当箇所　第1章，第4章，編集

杉山　文
すぎやま　あや
相愛大学 人間発達学部発達栄養学科 准教授
保健学修士，管理栄養士
担当箇所　第1章

坂本　裕子
さかもと　ひろこ
京都華頂大学 現代家政学部食物栄養学科 教授
博士（学術），管理栄養士
担当箇所　第2章，第3章，第4章，編集

伊藤　知子
いとう　ともこ
帝塚山大学 現代生活学部食物栄養学科 教授
博士（学術）
担当箇所　第2章

久木久美子
ひさき　くみこ
大阪国際大学短期大学部 栄養学科 教授
博士（学術），管理栄養士
担当箇所　第2章

大原　栄二
おおはら　えいじ
大手前大学 健康栄養学部管理栄養学科 准教授
修士（大学アドミニストレーション），管理栄養士
担当箇所　第3章

山形　純子
やまがた　じゅんこ
大妻女子大学 家政学部食物学科 専任講師
博士（工学），管理栄養士
担当箇所　第4章

谷口　信子
たにぐち　のぶこ
大阪成蹊短期大学 栄養学科 教授
家政学修士，管理栄養士
担当箇所　第5章

（執筆順）

栄養士・管理栄養士をめざす人の　調理・献立作成の基礎

第1版　第1刷　2017年1月20日
　　　　第14刷　2025年3月1日

検印廃止

編　者　坂本　裕子
　　　　森　美奈子
発行者　曽根　良介
発行所　㈱化学同人
〒600-8074　京都市下京区仏光寺通柳馬場西入ル
編集部　TEL 075-352-3711　FAX 075-352-0371
企画販売部　TEL 075-352-3373　FAX 075-351-8301
振替　01010-7-5702
e-mail　webmaster@kagakudojin.co.jp
URL　https://www.kagakudojin.co.jp
印刷　創栄図書印刷㈱
製本